自閉症と刷り込み

こうすれば自閉症は防げる

白石 勧

花伝社

まえがき

現在、自閉症は最も発症率の高い障害です。それにもかかわらず原因が解っていませんでした。それというのも、これまでの赤ちゃんの研究に盲点があったからです。（詳細は三章）

この本を書いているときに、ヌアラ・ガードナーの『ありがとう、ヘンリー』という本を図書館から借りてきました。すると、本には水に濡れた跡があり、かなりの枚数のページが波打っていました。「図書館の本をこんなに濡らして！」とあきれました。

息子のデールはおとなしいひじょうに扱いやすい赤ちゃんでした。ヌアラはそれが心配でした。

十一か月ではいはいを始めたときも、わたしたちがどんなに彼と一緒に遊ぼうとしても、わたしたちから離れていくためだけにはいはいをしていたのを覚えている。（P.25）

デールは、はいはいを始めると母親から離れていきました。歩けるようになるとつま先で歩きました。ある日、母乳育児グループに新しく来たお母さんが赤ん坊を自分のそばに座らせていました。

デールはよちよち歩いてその赤ん坊に近づいていきました。そして、おもちゃの車で思いっきり赤ちゃんの顔を殴りました。

デールは、走り回る、くるくる回る、高い所に登る、食べる物が限られる、寝ない、かんしゃくを起すと床や壁に頭を打ち付ける、外では道路のコンクリートに頭を打ち付けるなど、育てるだけでも大変な子どもになりました。周りの人からは育て方が悪いと説教をされ、甘やかしていると非難をされました。デールが三歳半になる頃にはかんしゃくがひどくなり、ヌアラとデールの二人だけでは買い物にさえ行けなくなりました。夫婦は離婚の危機をむかえ、ヌアラは自殺をする寸前まで追い込まれました。私は涙を拭きながら読みました。それで、本が水に濡れていた訳が解りました。きっと、自閉症の子どものお母さんの涙でしょう。

デールが五歳のときにヌアラは犬を飼うことを思いつきました。その犬の名前がヘンリーです。デールは子犬のヘンリーの世話をし、ヘンリーと仲良しになり、ヘンリーにいっぱい話をするようになりました。この本が日本で出版されたとき、デールは二十歳で、保育士の資格を取る勉強をしているということでした。

大変な子どもだったデールが二十歳で保育士の勉強をしているように、自閉症は必ずしも障害とはいえません。しかし、このようなケースばかりではありません。自閉症が予防できるのであれば、予防するにこしたことはありません。自閉症を予防するにはどのような配慮をすれば良いのか、「自閉症予防の五カ条」としてまとめました。（詳細は七章）

自閉症と刷り込み——こうすれば自閉症は防げる◆目次

一章　自閉症と恐怖

一　ジーンという少女との出会い

二〇〇二年の暮、私が勤めていた印刷会社が倒産しました。大変だった会社から解放されて、私は心理学の本を読んで過ごしていました。そうやって心理学の本を読んでいると、E・H・エリクソンの『幼児期と社会』という本に、ジーンという名前の少女が出てきました。このジーンとの出会いが、私の自閉症との出会いになりました。エリクソンは、「アイデンティティ（自己同一性）」や「基本的信頼」という概念を提出した、アメリカの精神分析医で発達心理学者です。

ジーンが初めてエリクソンの家を訪問してきたときの様子です。

私が初めてジーンに会ったとき、彼女はまもなく六歳になろうとしていた。最善の状態の彼女に会ったのではない。彼女は汽車に乗ってやってきたばかりで、しかも私の家は、彼女にとって初めて訪問する不案内なところであった。私が彼女の姿をちらりと見たところでは（というのは、彼女は庭や家の中を半狂乱になって動きまわっていたので、私はよく観察する暇がなかったのであるが）、きゃしゃなつくりのお嬢さんのようであった。だがその動きには堅さと唐突さがあった。彼女は美しい黒い瞳をしていた。それは、不安に歪んだ顔の中に浮かぶ平和な島のようであった。彼女は家中の部屋を次から次へと走り抜けた。ベッドがあると片端からめくって行った。まるで何かを探しているような様子であった。やがてこの探索の目的物が枕であることがわかった。枕が見つかると、彼女はそれを抱きしめ、しわがれた小声でそれに話しかけ、うつろな声をあげて笑うのであった。（p.247-248）

ジーンは、初めて訪問したエリクソンの家で、部屋を次から次へと走り抜けました。ベッドがあると片端からめくって行き、枕が見つかると抱きしめました。「お察しの通り、ジーンは『分裂病患者』であった。」（p.248）と、エリクソンはジーンを分裂病と診断しました。

この本はアメリカで一九五〇年に出版されています。当時、自閉症は幼児分裂病だと考えられていました。エリクソンは、ジーンを分裂病と診断しましたが、自閉症として書いていました。そして私も、ジーンを自閉症だと考えて読んでいました。

ジーンが幼いころに母親が結核にかかりました。幸い自宅で療養することが許されましたが、結核は伝染する病気です。それで、幼いジーンは母親が療養をしている部屋には入れてもらえませんでした。乳母に抱かれて、部屋の入り口から母親に話しかけることができるだけでした。

四ヵ月間、母親から分離された後で（その時、生後一年一ヵ月になっていた）、ジーンは再び母親の部屋に入ることを許された。その時、彼女は小声でささやくように口をきくだけであった。「彼女は肘掛け椅子のサラサ模様をみて、おびえて泣いた。花模様の床の敷物から這って逃げようとし、何かを非常に恐れている様子で、絶えず泣いた。床の上に大きな柔かいボールが転がるのをみてこわがり、紙がパリパリと音を立てるのにおののいた。」このような恐怖は他の対象にも広がっていった。まず灰皿や他の汚れたものには決して触ろうとしなかった。やがて兄に触ったり、触られたりすることを避け、だんだん周囲の殆どの人に触られることを避けるようになった。彼女は一人でものが食べられるようになり、歩けるようになった。この点では正常で、遅れていたわけではなかったが、しかしだんだん悲しそうになり、ものを言わなくなった。（p.249-250）

ジーンは、母親が結核にかかって自宅療養をしている間に分裂病を発症しました。母親の部屋に再び入れるようになったときには、小声でささやくように口をきくだけでした。また、肘掛け椅子のサラサ模様をみておびえて泣きました。恐れるのが合理的ではない物事を異常に怖れることを恐怖症と呼びます。ジーンは恐怖症を発症していました。そして、「このような恐怖は他の対象にも広がっていった。」とエリクソンが書いているように、ジーンの恐怖症は全面的恐怖症と呼べるほど広範囲に広がっていました。

エリクソンは、ジーンは自分が母親を傷つけたという罪悪感を持っていると推測しました。ジーンは、母親が病気になったのは自分が母親の胸を痛くしたからだと考え、それで、母親の部屋に入れてもらえなかったと考えていたようでした。

しかしなぜ、ジーンは恐怖症を発症したのでしょうか?

1　罪悪感と恐怖

私はこれまでの人生で何度か罪の意識を感じたことがあり、罪悪感を抱えたことがあります。そして、謝罪をして、許されて、解消した罪悪感もあります。私とおなじように、ほとんどの方も、自分の人生でなんらかの罪悪感を抱えていると思います。しかし、罪悪感を抱えていても、恐怖をともなっている方はほとんどいないのではないでしょうか。ほとんどの方にとって罪悪感と恐怖は結びつかないと思います。軽い罪悪感には恐怖はともないません。しかし、重大な罪悪感には恐怖がともないます。次に、重大な罪悪感に恐怖がともなっている例を二つあげます。

過失致死

以前、私が勤めていた会社に、会社の車を運転している運転手の方がいました。その人は、言葉は「俺はよー」といったべらんめえ調で、多少荒っぽい口の利き方をする人でした。ところが、その人の車の運転はとても丁寧でした。制限速度はちゃんと守るし、徐行すべきところは必ず徐行するし、一時停止もちゃんと停まります。安全運転の手本のような運転をする人でした。

そこである時、「運転がきれいですね」と話しかけました。すると、「俺、前はダンプの運ちゃんをしててよー」ということでした。そして、「そしたらある時、ババアがひょろっと出てきて、轢き殺しちまった」と、安全運転をしている理由を話してくれました。それ以来、今も「夜中に夢を見て飛び起きる」ということでした。夜中に夢を見て飛び起きるというのは、その夢に恐怖が付随していることを示しています。そして、過失ではありますが、轢き殺してしまったという罪悪感に恐怖がともなっていることを示しています。

殺人

一九八八年に発生した女子高生コンクリート詰め殺人事件の例をあげます。センセーショナルな事件で、当時の報道で大きく取り上げられました。佐瀬稔『うちの子がなぜ』から要点をまとめました(p.8-12)。

リーダー格の少年は、犯行後、一週間ほどで精神科に行きました。「目をつぶると瞼の裏にウジムシとかヘビが這ってて、お前、気が狂っているんじゃないか、と周りの人に言われるように、幻聴とか幻覚があって……」「外の木が何か話しかけてきたり、手を出してきたり、地震で家が倒れてくる。いろいろなことがあっておっかなくなった」。そして、別件で逮捕されると、「鑑別所に行ったときに、幻聴や幻覚がひどくて気が狂いそうだったので、自白しようかと思ってたけど……鑑別所を出たら自白しようと思ってて……」

サブ・リーダー格の少年も、すっかり調子がおかしくなっていました。「仲間と遊んでいるとき、突然、意味のないことをブツブツと口にする。『お前、なんか言ったか』と言われて、返事をしない。黙り込んでしまうが、顔つき、まなざしがゾッとする感じになっている。」。別件で逮捕されると、「少年鑑別所では、夜、しばしばうなされた。よほど悪い夢を見たらしく、目覚めたあとも恐怖の色が容易に消えない。わけのわからないことを口走ったりする。」。

二人の少年は、別の事件で逮捕されて少年鑑別所に入っていました。二人とも恐怖に怯えて、ひどいありさまになっていました。そして、余罪を調べに来た捜査官にこの事件を自白し、この事件が明るみになりました。彼らが自白したのは、重い罪を犯した彼らの罪悪感がとても大きく、昼間でも恐怖が彼らを苦しめていたからです。

以上、二つの例で、重大な罪悪感には恐怖がともなうことを示しました。罪悪感は、被害者である相手に謝罪をして許しが得られれば、すっかり解消することもあります。しかし、過失致死や殺人の場合は、謝罪をすべき相手がもういません。謝罪をすべき相手が死んでしまっていると、謝罪をすることもできず、許しを得ることもできません。したがって、殺人といった重大な罪悪感は軽減が難しくなり、重大な罪悪感にともなう恐怖の軽減も難しくなります。

2　自閉症と恐怖

エリクソンは、ジーンの分裂病を「幼児期における自我の破滅」（p.247）と書いています。そして、自我が破滅した原因を、「本質的な自我の弱さが原因」（p.263）と解釈していました。しかし、ジーンが分裂病を発症した原因は、自分が母親を傷つけたから母親が病気になったという罪悪感です。自我の弱さで分裂病を発症した訳ではありません。

ジーンには、自分が母親を傷つけたから母親が病気になったという、重大な罪悪感がありました。傷つけた相手が愛する人でなければ、罪悪感はもっと軽いもので済んだはずです。しかし、愛する母親を傷つけたという罪悪感は重大でした。その重大な罪悪感によって恐怖が生まれて、ジーンの症状が生まれたと私は解釈しました。

私の解釈はエリクソンの解釈とは異なっていました。そこで私はジーンの症状を「罪悪感による恐怖症」として論文を書くことにしました。しかし、私は自閉症のことをほとんど知りませんでした。自閉症だと考えていたジーンについての論文を書くには、自閉症のことを知る必要がありました。そこで、図書館から自閉症の本を借りてきて読みました。

ところが、自閉症の本を読んでも罪悪感は出てきませんでした。外国の自閉症の研究者が書いた本を読んでも、日本の自閉症の研究者が書いた本を読んでも、自閉症の人が書いた自伝を読んでも、罪悪感をかかえている例はひとつも出てきませんでした。自閉症は「罪悪感による恐怖症」ではありませんでした。

さらに、自閉症の研究者が書いた本には恐怖という言葉もほとんど出てきませんでした。イギリスの代表的な自閉症の研究者で、娘が自閉症であるローナ・ウィング（1998）は、「自閉性障害をもつ子どもや大人のほとんどが、さほど不安を抱えていない。」（p.69）とまで書いていました。

自閉症の研究者はほとんど恐怖には触れていませんでした。しかし、自閉症の人の自伝には恐怖といった言葉が数多く出てきました。自閉症には罪悪感はありませんでしたが、恐怖がともなっているのは確かでした。そして、自閉症の症状の多くが恐怖から生まれていることも確かでした。

私はこれまでの自閉症の解釈に誤りがあることに気がつきました。そして、自閉症の解釈を改めなければならないという思いが生まれ、自閉症の研究を始めました。

二　自閉症の人の自伝

自閉症の人が書いた自伝を三冊紹介します。そして、比較対象として作家の曽根綾子の自伝を紹介します。

1　ドナ・ウィリアムズ

ドナ・ウィリアムズはオーストラリア生まれです。彼女が書いた『自閉症だったわたしへ』という自伝は、自閉症の人が自分の内面を書いた本として世界から注目されました。この本は、一九九二年に出版されると、欧米でベストセラーになりました。日本でも翌年の一九九三年に出版されました。ドナの自伝を読むと、そこには圧倒的な量の恐怖が書かれていました。はじめの一〇〇ページまでで、恐怖や怖いといった言葉が五十回以上も出てきました。

窓の横に置かれたベビーベッドの中から顔を上げ、わたしは、ガラス越しに射し込んでくるまぶしい太陽の光を見つめる。それからぎゅっと目を閉じて、激しくこする。すると、現れるのだ。きらきらしたパステルカラーが、真っ白な中を次々動いてゆく。「やめなさい」突然声がして、声とともにじゃまなごみが割り込んでくる。だがわたしは楽しさで夢中になって、目をこすり続ける。ピシャッ。平手打ちがとんでくる。(p.19)

ドナが三歳にもなっていないころの記憶です。自閉症の人の自伝には幼いころのことが書いてあります。自閉症の人は記憶力が優れています。ドナは母親のことをじゃまな「ごみ」と書いています。ドナは、父親からは叩かれたことはないそうですが、母親からは虐待といえるほど叩かれました。

用を足すにはトイレに行かなくてはならないものだと意識するようになった。当時わたしは、トイレに行くのが怖くてたまらなかった。だから、幼かった自分には永遠と思われたほど長時間、ぎりぎりまで我慢した。そしてもうこらえきれなくなる寸前に、やっとのことで行く。時々その

我慢が何日も続いてしまうことさえあった。（p.21）

三歳半でトイレに行かなくてはならないと意識するようになります。しかし、トイレに行くのが怖かったので何日も我慢することがありました。

少しずつ世の中が見えてくるにつれて、わたしはますますまわりが怖くなっていった。人々は皆、敵に見えた。そして皆、わたしに武器を向けているように見えた。（p.22）

世の中が見えてくるにつれて、まわりが怖くなってきました。そして、人々は皆、敵に見えました。

わたしは二人のうちのどちらにも、抱きついたことはなかった。抱きしめられたこともなかった。わたしは人からあまりに近寄られるのもすきではなかった。触られるなどは論外だ。触られると、たとえどんな触られ方であれ、痛いと感じた。痛いし、とてつもなく怖かった。（p.25）

二人というのは両親です。ドナはオーストラリアという、挨拶でもハグをするような文化圏で育っています。しかし、両親からでさえもハグされるのが怖くて拒否していました。もちろん、誰からも、ハグされるのも触られるのも耐えられません。さらに恐怖の記述が続きます。

わたしはいつも、眠るのがとても怖かった。だから何年もの間、睡眠をとるにしても、両眼を大きく開けたまま眠っていた。そんな様子は確かにあまり「普通の」子らしくは見えなかったことだろう。「おばけが来る」とか「おばけがいる」とかいう方がまだましで、何も見えない塗り込めたような闇は、胸が苦しくなってくるほど怖かった。(p.26)

ドナは眠るのも怖かったのです。六歳の時に弟のトムが生まれました。トムは壁に頭をガンガン打ちつける子どもでした。ドナは、トムのことを自分の仲間だという気がしていました。そして、トムに色々なことを教えました。

わたしはトムに、これからトムが出会うことになるようないろいろな場面を考えては説明し、そういう時にどうやっていやなことをシャットアウトすればいいか、まわりから傷つけられないようにどうやって自分を守ればいいか、教えたのだ。まわりから聞こえてくるものがとてもいやだったら、自分の頭の中で繰り返し繰り返し好きな曲を歌うこと。人の話をちゃんと聞いているように見せるには、相手の目をじっと見なければいけないけれど、そのまま相手の向こう側を透視するように見つめていれば、怖くはないこと。(p.67)

ドナは人の目を見るのも怖かったのです。それで、そのまま相手の向こう側を透視するように見つめるという対処法を見つけていました。

ドナは、トイレに行くのも、まわりの人も、人に触られるのも、眠るのも、相手の目を見るのも怖かったのです。ドナは恐怖という圧倒的な情動にさらされている日々を送っていました。そしてドナは母親のことをじゃまな「ごみ」と書いています。通常なら生まれているはずの母子関係が生まれていませんでした。

2　曽野綾子

通常の人が自伝を書いたら、どれぐらい恐怖といった言葉が出てくるでしょうか。曽野綾子が書いた『曽野綾子自伝　この世に恋して』では、恐怖といった言葉が三回出てきました。

一回目は、小学六年生のときで、戦時中です。曽野の家は、直腸がんの手術をした父親の療養のために、熱海の山の上に温泉付きの小さな家を持っていました。その家に、疎開させてあった物を取りに一人で行かされました。「列車を乗り継ぎ、山の寂しい家に一人で鍵を開けて入りました。七輪で火をおこしてご飯を炊き、一人で寝ました。怖さに耐えるんです。」(p.28)。小学六年生の女の子が、山の寂しい家で、一人で寝ました。そして、怖さに耐えました。

二回目は、一三歳で、東京大空襲のときです。曽野の家には直接の被害はなかったのですが、三〇〇メートルほど離れた所にあったベーカリーが爆弾の直撃を受けて一家九人が即死しました。「明日の朝まで生きていられないかもしれないと思っただけで、私は気が小さかったんでしょう。砲弾恐怖症にかかって一週間ほど口がきけなくなりました。」(p.43)。大空襲に襲われたら、ほとんどの子どもになんらかの影響が出てもおかしくありません。曽野は恐怖のあまり口がきけなくなりましたが、一週間ほどで回復しています。

三回目は、小説家になってからです。小説を書くために、それまでまったく知らなかった土木の勉強を始めて、建設中の北陸隧道の工事現場を見に行かされたそうです。「閉所恐怖症だった私がよく行ったものだと思いますが、若いときは人間どうしても突っ張るものなんです。」(p.88)。閉所恐怖症だった曽野が、トンネル工事の先端まで行きました。

曽野は少女時代に戦争を経験しています。戦争や地震といった経験をした人であれば、その人の自伝に恐怖といった言葉が出てくるのは不思議ではありません。しかし、戦争を経験した曽野でさえも、自伝には恐怖といった言葉は三回しか出てきませんでした。また、一回目の怖かった経験はひと晩だけのことでした。二回目の言葉が失われたという砲弾恐怖症も一週間ほどで治っています。三回目の閉所恐怖症の話は若さで突っ張ったという話です。ですから、曽野はドナのように日常的に恐怖を抱えていたわけではありません。

3　ウェンディ・ローソン

ウェンディ・ローソンの『私の障害、私の個性。』という自伝では、はじめの一〇〇ページまでで、恐怖や怖いといった言葉が約四十回出てきました。ウェンディはイギリス生まれで、結婚してからオーストラリアに移住しています。そして、オーストラリアで、四二歳のときにアスペルガー症候群と診断されました。アスペルガー症候群というのは言葉の遅れのない自閉症です。

私は、幼い日々を、イングランド南東部の海の近くですごした。その地方では嵐が多く、雨も多かった。二歳のころの私は、嵐のときは、母の膝に乗るのではなく、テーブルの下に隠れるのだった。妹たちも嵐を怖がっていたが、二人は母にぴったりくっついていた。……子どもが三人もいたので、母はいつもひどく忙しかった。でも、そのおかげで、私はじゃまされずに時間をすごせて、好都合だった。(p.55)

ウェンディは二歳のころ、嵐が来るとテーブルの下に隠れました。妹たちは母にぴったりくっついていました。しかし、ウェンディは、母親を求めず、ひとりでテーブルの下に隠れました。そして、母は忙しくて、じゃまされずにすごせて好都合だったと書いています。

どうしてこの人は私に話しかけてくるの？　ほかの人たちは、私のしていることをやめさせるか、私を困らせるか、何かを命令するか、ただそれだけのために存在しているように見えていた。だから私には、逃げるか、怒るしかなかった。(p.43)

ウェンディは母親を求めなかっただけではありません。両親のことを、自分がしていることをやめさせ、自分を困らせ、自分に命令するだけの存在として見ていました。両親からも逃げ、両親のことを怒っていました。

ある種の音質、ある特定の音程は、ひどい苦痛をひき起こす。電子レンジのベル、子どもの声、車のクラクション、バスの乗客が次に降りたいときに鳴らすブザー、やかんから蒸気のもれる音――そのほか、私には耐えられない音がいくつもある。どうやら、自閉症の人たちには、聴覚過敏の傾向のある人は多いらしい。

逆に、おだやかな低音のメロディー、やさしい低い音は、束の間にせよ、恐怖や不安を忘れさせてくれる。(p.26)

ウェンディには耐えられない音がいくつもあります。そして、「おだやかな低音のメロディー、やさしい低い音は、束の間にせよ、恐怖や不安を忘れさせてくれる。」と書いています。束の間にせよ恐怖や不安を忘れさせてくれるという表現は、恐怖や不安が常にあったということを表しています。

自閉症の子どもたちは、ほかの子とはちがう感覚で周囲を認識している。だから、たいていの人なら怖がるはずのものでも、怖がらないことがある。

商店街や遊園地、学校や動物園などを怖がる一方で（うるさくて、無秩序で、人が多く、見慣れない物でいっぱいだから）、大通りや海、屋根の上、崖などを怖がらなかったりする。（p.29）

自閉症の子どもは、ほかの人が怖がるものを怖がらず、ほかの人が怖がらないものを怖がるので、怖がっているとは理解されにくいのです。ウェンディは五歳になって学校に行かされました。しかし、学校が怖くて、二度と行きたくなかったので、朝、両親が連れて行こうとしても大暴れしました。次は、脚が骨髄炎にかかり病院に入院している時です。


看護婦さんたちは、私の心をつかもう、関心を引こうとしてくれる。看護婦さんたちに受け入れてもらいたい、喜んでもらいたい――それが私にとっての優先条項になった。私はお手伝いを申し出て、いろいろな雑用をこなすようになった。

それでも、看護婦さんの誰かが近づきすぎると、私は固まってしまう。ときには、看護婦さんが私を抱きしめようとしたり、くすぐろうとしたりすることもあった。そうなると私は、きまってパニック発作を起こし、ひたすら上あごの裏側を吸うか、シーツをつかんで全身に巻きつけるのだった。

どうして自分は触られると怖いのか、このころの私にはわからなかった。（p.84）

ウェンディは、ドナとおなじように、看護婦さんが近づきすぎるだけで固まりました。そして、触られるのも怖かったのです。

物ごとがずっと同じで変わらないなら、安心を得るのはたやすい。……アスペルガーの人の目には、変化は恐ろしいものと映るし、パニックや混乱の引き金になってしまう。（p.22-23）

ウェンディは、変化を恐れ、「物ごとがずっと同じで変わらない」ことで安心を得ています。しかし、世界はずっと同じではないので、安心を得るのはたやすくありません。

十回目の誕生日を私はD病棟で迎えた。お祝いがあったのだが、私は参加できなかった。看護婦さんたちがカップケーキを用意してくれて、まん中に大きなろうそくを立ててくれた。けれども私は、みんなが近づいてくると、かけぶとんにもぐりこんでしまった。じっと静かに、寝たふりをして、みんなが行ってしまうまでやり過ごした。……

内心では、私はひどく葛藤していた。私だって返事をしてみたかった。笑いながら、手を叩いてみたかった。でも、怖くてどうしようもなかったのだ。私にできることといったら、引きこも

ることくらいだった。(p.85)

ウェンディは、みんなが祝ってくれようとした、自分の十回目の誕生日のお祝いに参加したかったのです。しかし、いつもと同じではない、自分の十回目の誕生日のお祝いが怖くて参加できませんでした。

ウェンディの自伝にも、数多くの恐怖といった言葉が出てきました。そして、ウェンディは両親からも逃げていました。ドナと同じように、母子関係が生まれていませんでした。

4　グニラ・ガーランド

グニラ・ガーランドの『ずっと「普通」になりたかった。』という自伝でも、はじめの一〇〇ページまでで、恐怖や怖いといった言葉が約六十回出て来ました。グニラはスウェーデン生まれです。幼いころから、自分は何かみんなとは違うと、周囲との違和感に悩んでいました。成人してから、その原因を捜してさまざまな本を読み、そしてついに、自閉症の本を読んで、自分も自閉症だと解りました。その後、医師から高機能自閉症と診断されました。高機能自閉症というのは知的発達の遅れを伴わない自閉症です。

私は大人たちが笑うのが嫌いだった。突然のことで予測がつかないし、恐怖だった。何の前ぶ

れもなく顔が割れて、口が巨大化する。突然たくさんの歯が現れ、大音響が響く。(p.15)

大人たちというのは、彼女の周りにいる大人のことです。ですから、おもに両親を指しています。何の前ぶれもなく顔が割れて、口が巨大化し、突然たくさんの歯が現れ、大音響が響くというのは、まるでお化け屋敷で出てくるお化けです。両親でさえも、笑うと、お化けのようで怖かったのです。しかし、これだけではありません。

母も父も、私とは何の関係もない人たちだと思っていたし、彼らが何のためにいるのか知らなかった。存在の趣旨がわからなかった。また、自分の両親が、他の不特定の大人とはどう違うのかも知らなかった。

両親を持つ必要性も感じなかったし、自分が両親のものだなどとは、これっぽっちも思っていなかった。(p.44)

グニラは、両親のことを自分とは何の関係もない人たちだと思っていました。そして、両親を持つ必要性も感じていませんでした。

いつも同じものばかり食べていても、ワンパターンで退屈だなどとは思わなかった。仮に飽きるようなことがあったとしても、知らない食べものを試食する死の危険に比べたら、退屈など物の数ではなかったろう。……知らない食べものなどを口にしたら、何が起きるかわかったものではない。だから、皮なしウインナーとチョコレートプリンだけの食事は、たとえ退屈でも、がまんする値打ちは十分にある。（p.11）

ここには恐怖という言葉は書かれていません。しかし、死の危険とか、何が起きるかわかったものではないという表現は、あきらかに恐怖を示しています。ウェンディ・ローソンも、「食べたことのない物を味見するなんて怖かった。」（p.108）と書いています。自閉症の人の中には、いつも同じものしか食べないという人がいます。食べたことのない物を食べるのが怖いのです。他にも怖いものは沢山ありました。

私にはいくつか、怖い音があった。犬の吠える声、それに、バイクやトラクター、車のエンジン音は、私の内側で爆発して、自分の身体が周囲の世界とつながっているという感覚が失われてしまう。それは何の予告もなく、真空の宇宙にふっと飛ばされるような感じだった。私が耳をふさいでわめくので、母は恥ずかしい思いをすることがあった。（p.27-28）

怖い音もいくつかありました。それで、耳をふさいでわめいていました。さらにそっと軽く触られると、神経の先端が残らず縮んで震え、神経系全体が悲鳴をあげる。誰かが私をくすぐろうとすると、それだけで私は死んでしまった。その耐え難さはとにかく耐え難さの限界をこえている。……

ケルスティンも私の恐怖心を利用した。私の相手をするのが面倒になってくると、さあくすぐるわよとでもいうように手を動かして見せるだけで、私は大慌てで逃げていくのだから。(p.37-38)

足の裏以外は、そっと触られるのも、くすぐられるのも、怖くて耐えられませんでした。グニラのお姉さんのケルスティンは、それを知っていて利用していました。

私は、記憶の届く限りずっと昔から、アクセサリーの類がひどく怖かった。普通のアクセサリーだけでなく、ヘアピンも、金属のボタンも怖かった。恐ろしかったし、憎らしかったし、気味が悪くもあった。(p.57)

アクセサリーが怖いので、もらったアクセサリーはすぐに宝箱に隠しました。それで、姉以外は誰も、グニラがアクセサリーを怖がっていることに気がつきませんでした。金属のボタンが付いたセーターは着られませんでした。しかし、金属のボタンを怖がっているとは母親も気がつきませんでした。

人は私のかんしゃくを怒りと解釈していたが、実はそのほとんどは、純粋な恐怖だった。だから私でも、他人の恐怖なら識別できたし、理解できた。(p.49)

グニラのかんしゃくは、周りの人からは怒りだと解釈されていましたが、恐怖だったと書いています。グニラは、大人になっても、怒りという感情を感じたことがないそうです。それで、他者の怒りも感じることができません。また、グニラは痛みも感じません。怒りも痛みも感じたことがないので、他者の怒りも痛みも理解できません。小学生のころ、父親が母親を殴り、母親が武器を手に闘っても、それは不思議な闘いの踊りにしか見えませんでした。

自分の中の世界で、私は自分で自分を救出した。自分の部品を全部かき集めて押し込み、ドアを閉める。生き残るためには、これが一番てっとり早い方法だった。人は自分の感情を表に出すことになっているのだということが、私には理解できなかった。恐怖感を表に出すのにだって、エネルギーが要るではないか。そんなエネルギーを空費している余裕はない。
それに、私がたまに恐怖感を外に表したとしても、誰一人、私の恐れている対象を怖がっていなかった。それに、他の人々が恐れているものは、私には怖くなかった。(p.27)

グニラは「恐怖感を表に出すのにだって、エネルギーが要る」と書いているように、恐怖感が表に出なくても、恐怖感を抱えていました。そして、他の人が恐れているものは怖くなかったのですが、グニラが恐れているものは他の人は怖れていませんでした。

グニラの自伝にも多くの恐怖といった言葉が出てきました。そしてグニラは、両親のことを自分とは何の関係もない人たちだと思っていました。やはり、グニラにも母子関係が生まれていませんでした。

以上、自閉症の三人と曽野綾子の自伝を紹介しました。曽野の自伝には、恐怖といった言葉は三回しか出てきませんでした。それも、山の寂しい家でひと晩だけ一人で寝たといった、非日常的な経験が怖かったというレベルです。しかし、自閉症の人の自伝には、日々、そこに恐怖が存在していたことが書いてありました。

自閉症の人が恐怖を日常的に抱えているのは確かでした。そして、自閉症の人が叫んだり、かんしゃくを起こしたりしているのも恐怖が原因でした。また、同じ物しか食べないのも恐怖が原因でした。そして、自閉症の人には母子関係が生まれていませんでした。

三　レオ・カナーとハンス・アスペルガー

自閉症研究の先駆者である、アメリカのレオ・カナー（一八九四〜一九八一年）と、オーストリアのハンス・アスペルガー（一九〇六〜一九八〇年）を紹介します。

1　レオ・カナー

一九四三年に、アメリカの児童精神科医であるレオ・カナーが『情動的交流の自閉的障害』という論文を発表しました。翌年、カナーはこの障害を「早期幼児自閉症」と名付けました。

カナーは児童精神医学の先駆者で、一九三五年には児童精神医学の教科書を書いています。カナーの児童精神科は、ジョンズ・ホプキンス大学付属病院という、アメリカでも名の知れた大きな病院の小児科に併設されていました。その児童精神科を受診した子どもたちの中に、それまで知られていなかった特徴をもつ一群の子どもたちがいました。

カナーの本（1978）から、一九四三年の論文の書き出しを引用します。

> 一九三八年以来、これまでに報告されたことのない非常にユニークな症状を呈する一群の子どもたちがあって、われわれの注意をひいてきた。（p.10）

カナーはこの論文で、非常にユニークな症状を呈する十一名の子どもを報告しました。十一名の子どもには、孤立と同一性への固執という共通する特徴がありました。孤立というのは、人を求めず、人を避けるという特徴です。乳児のときから、母親でさえも求めず、母親でさえも避けていました。同一性への固執というのは、道順や家具の配置など、その変化を容認せず、同一性をいかなる犠牲をはらってでも保持するという特徴です。

十一人の子どものうちの八人には言葉がありましたが、残りの三人には言葉がほとんどありませんでした。しかし、三人のうちの一人は「おやすみなさい」と言ったことがありました。また、もう一人の子どもは、同室の子どもたちが「チョコレート」や「ママ」などの言葉を話すのを聞いたことがありました。カナーは言葉の障害を把握していましたが、孤立という自閉症の特徴から生まれると解釈し、自閉症の基本障害とは見なしていませんでした。

三輪車、振り子、エレベーター、掃除機、流水、ガスバーナー、機械じかけのおもちゃ、玉子かくはん器、風さえもときには大きなパニックをひき起こす。子どもたちの中のひとりは掃除機をしまってある物置きに近づくことさえ恐れた。注射や聴診器、あるいは耳鏡による検査は、重大な情緒的危機をひき起こす。しかしながら、恐怖の対象は音そのものでも動きそのものでもなく、彼の孤立をおびやかすこと、あるいはおびやかす恐れがあるために、不安が生ずるのである。

（p.48）

カナーは自閉症の子どもの恐怖を書いていました。しかし、自閉症の子どもの恐怖を、孤立をおびやかす恐れだと解釈していました。

カナーは、孤立と同一性への固執という二つを早期幼児自閉症の診断基準としました。そして、この二つの特徴が顕著にでているケースのみを自閉症と診断し、自閉症という診断基準を厳格にしていました。それで現在は、カナーが自閉症と診断したようなケースは、カナータイプ、重度の自閉症、典型的自閉症、あるいは、古典的自閉症と呼ばれています。（ジーンには母子関係が生まれていました。また、同一性への固執もありませんでした。それで、ジーンは自閉症ではないということが解りました。）

2　ハンス・アスペルガー

カナーが論文を発表した翌年、一九四四年に、オーストリアのウィーン大学小児科クリニック治療教育部のハンス・アスペルガーが『子供の自閉的精神病質』という論文を発表しました。この論文で典型例として報告した四名は、まるで大人のように話をする子どもでした。（この論文は、ドイツ語で発表されていたことと、おそらく、ヒットラーにオーストリアが併合されていた時代にドイツで発表されていたために、英語圏の研究者には知られていませんでした。アスペルガーの論文に注目したのはローナ・ウィングでした。彼女が一九八一年にアスペルガーの論文を紹介したことで、アスペルガーの業績が英語圏でも広く知られるようになりました。しかし、日本ではそれ以前から知られていました。アスペルガーは一九六五年に招待されて日本に来ています。）

アスペルガーの論文を、ウタ・フリス編著『自閉症とアスペルガー症候群』から引用します。

ここからは、独特の興味がもたれ、極めて識別しやすい子供のあるタイプについて述べて行きます。私がこれから示す子供たちは、全員がそろってある基本障害をもち、それは子供たちの体つきに、その表現機能に、のみならず、彼らの一挙一動に姿を現します。この障害は、社会への適応に重大な特徴的困難をもたらします。多くのケースでは、この社会性の問題は極めて深刻であり、ほかのすべてに影を投げかけます。ところが、ケースによっては、その問題は高水準の独創的思考と経験によって埋め合わされます。これが、後半生に類のない成果につながることがよくあるのです。私たちは、このタイプのパーソナリティ障害をここに示すことで、特別な人間には特別な教育的措置が、その独特の問題を考慮に入れた治療が必要であるとの主張の正しさを立証できます。さらに人間とは、たとえ異常があっても、理解と愛情に、そして指導を受ける機会にさえ恵まれれば、共同体のなかで彼らの社会的役割を存分に果たせることを明らかにできます。

（p.83）

アスペルガーは、社会性の問題は極めて深刻だと書いています。また、「自閉症の異常の本質とは、全体的環境との生きた結びつきの障害」（p.147）だとみなしていました。次にあげるのは、四名のうちの最初に紹介している子どもです。

遊んでいる子供の集団に加わることは、まったくできませんでした。ほかの子供と仲よくすることは決してなく、関心をもつことさえもありませんでした。子供は、彼を「かっとさせる」だけでした。すぐに攻撃的となり、手近のものを何でも（あるときはハンマーを）握りしめ、他人の危険にかまわず襲いかかりました。このため、わずか数日で幼稚園から追い出されました。同じように、まったく抑制の効かない行動のために、学校生活は初日から失敗に終わりました。彼はほかの子供を攻撃し、平然と教室内を歩き回り、コート掛けを引き倒そうとしました。（p.88）

この子は、わずか数日で幼稚園から追い出されました。小学校は入学したその日のうちに「教育不能」と見なされ、学校から紹介されてきました。ウィーン大学の治療教育部は、教師の指示に従わない、攻撃的、教育不能などの理由で学校から紹介されてきた子どもたちを学校に復帰させています。その教育法は、社会的適応も知性として学習しなければならない、けっして怒ってはならない、穏やかで冷静でなければならず、客観的事実として伝える、教育をするには理解と愛情が必要など、現在でも学ぶべき点が多い優れたものでした。

そして、三〇年近く見守った成人した例を紹介しています。その人は、マナーには無頓着で、青年時代には、市電のシートに座っているときに念入りに鼻をほじっていたそうです。

学校では絶えず重大問題を起こし、学習するしないは自分の気分次第でした。語学には、少しの才能もありませんでした。中学では、ギリシア語の初歩から先に進めず、進級はそれ以外の能力に基づいてのことでした。(p.174)

彼は数学では桁外れの才能に恵まれていました。それでかろうじて進級でき、大学に入りました。大学では理論天文学を専攻して、ニュートンの著作に数学的誤りがあるのを立証し、異例の短期間で天文学科の助教授になりました(その後の論文では教授になっています)。

私たち自身も驚いたことに、自閉症の人たちは、知的な欠陥のないかぎり、職業的成功をほぼ間違いなく収められ、それもたいていは高度の専門教育を必要とする職業であり、多くは非常に高位を占め、抽象的な内容が好まれます。私たちは、その数学的能力により職業の決した、数学者、工業技術者、産業化学者、高級公務員などの多くの人々を見出しました。(p.174-175)

アスペルガーは、「知的な欠陥のないかぎり、職業的成功をほぼ間違いなく収められ」と書いています。これは、知的な欠陥のない自閉症の子どもたちに対して、彼らの治療教育が非常に高いレベルで成功していることを示しています。しかし、アスペルガーは、彼らの恐怖を読みとっていませんでした。

味覚には、極めて強固な好き嫌いがほとんど例外なくあります。……野菜や乳製品を手に負えないほど嫌うことも目立ちます。触覚に関しても、やはり同様です。多くの子供がある種の感触、例えば、ビロード、絹、脱脂綿、チョークなどの刺激を異常に激しく嫌います。新品のシャツや継ぎをした靴下のごわごわした感触に耐えることができません。爪を切るのもかんしゃくの原因によくなります。洗面水が不快な感覚を引き起こし、それが結局は不快な状況の原因となることもよくあります。病院内では、のどの過敏性が強いため、のどにへらを当てる通常の検診がしだいに難しくなりました。音に対する過敏性もまたあります。ところが、同じ子供たちがある特定の状況では物音に対していつも明らかに過敏なのに、別の状況では間違いなく鈍感と見えることがあります。大音響に対してさえ、スイッチが切れたかのようなのです。(p.160)

アスペルガーは、激しく嫌う、過敏性が強い、音に対する過敏性と書いています。グニラ・ガーランドは「私にはいくつか、怖い音があった。」と書いています。自閉症の人は普通の人が怖れないものを怖れるので、怖がっているとは理解されにくいのです。自閉症にともなう恐怖は、自閉症の子どもの治療教育にあたっていたアスペルガーでさえも読みとっていませんでした。

3　二つの違い

カナーは「早期幼児自閉症」と命名し、アスペルガーは「自閉症」と命名しました。二人とも自閉症という同じ言葉を使用しているように、二人は同じ障害について書いていました。しかし、二人の論文には幾つかの違いがありました。その内の二つを示します。

①自閉症の幅

カナーは、一九三八年から一九四三年までの五年間で十一名の子どもしか自閉症と診断していません。それに対して、アスペルガーは、「この十年余りに、多少とも自閉性向を示した二百名以上の子供を診てきた。」(p.166)と書いています。カナーは典型的な自閉症のみを自閉症と診断したので、自閉症と診断した子どもの数が少ないです。それに対して、アスペルガーは「自閉性向」という幅のある解釈をしているので、カナーよりも自閉症とみなした人数が多いです。

自閉症は様々な能力レベルに現れると繰り返し述べてきました。その範囲は、すべての能力レベルにわたり、極めて独創的な天才から、自分だけの世界に生きて何を成すでもない異様な奇人たちを間に挟み、さらに接触の障害が最も重い、自動人形のような精神遅滞の人にまで至ります。(p.148)

アスペルガーは能力レベルに応じて自閉症の幅が生まれると解釈していました。アスペルガーがこの論文で紹介した四名のような、言語能力に遅れのない自閉症のことを、現在は、アスペルガーの名前をとって、「アスペルガー症候群」、あるいは、「アスペルガー」と呼んでいます。

②自閉症の成人期

カナーの児童精神科に、最初に自閉症の子どもが来たのは一九三八年でした。そして、一九四三年に報告した十一名は全員が子どもで、一番年長でも十一歳でした。したがって、自閉症の子どもが成人した時に、どのような大人になるのかという、自閉症の子どもの将来像は解っていませんでした。一九七一年に、一九五三年以前に自閉症と診断した九六名の子どもの追跡調査をおこない、やっと解ってきたというレベルでした（p.209）。それに対してアスペルガーは、一九四四年の論文で、すでに自閉症の成人期まで論じています。

生後二年目に入ると、私たちは早くもその独特な特徴に気づき、それは生涯を通じて歴然として変わりません。もちろん、知能やパーソナリティは発達していき、発達が進むにつれ、特定の特徴が支配的になったり後退したりするので、姿を見せる問題はかなり変化します。にもかかわらず、問題の本質的部分は変わりません。幼児期のうちは、簡単な実用的技能の習得と集団適応とに困難があります。この困難をもたらすのと同じ障害が、学童期には学習と社会行動の問題、

青年期には就職と職業行動上の問題、そして成人期には対人関係と夫婦間でのトラブルを引き起こします。(p.137)

多くの自閉症の人々が孤立的生活を送り、結婚して子供を儲けることをしません。結婚している人の多くも、夫婦間には緊張やごたごたが見られます。(p.169)

アスペルガーは自閉症の成人期を把握していました。カナーよりも約三十年、自閉症の研究が先行していています。それにしてもなぜ、オーストリアで自閉症の研究が約三十年もアメリカより先行していたのでしょうか。

オーストリアは、精神分析のフロイトを輩出し、エリクソンもカナーもウィーンで学びアメリカに来ています。そして、三章で紹介する動物行動学者のローレンツもウィーンの郊外で生まれています。ニスベット(1977)によれば、ローレンツの父親は、アメリカの富豪に呼ばれて、アメリカまで治療に行ったというほどの高名な医師でした(p.22)。ウィーンは、音楽で有名ですが、医学でも世界のトップレベルでした。オーストリアで自閉症の研究が先行していたのは医学のレベルが進んでいたからでしょうか。

しかし、医学のレベルの問題だとは考えにくいです。カナーは一九三五年には児童精神医学の教科書を書いています。そして、カナーの所に最初の自閉症の子どもが来たのは一九三八年でした。それ以前には一人も自閉症の子どもは来ていません。自閉症は、カナーが「非常にユニークな症状を呈する一群の子ども」と書き、アスペルガーも「極めて識別しやすい子供のあるタイプ」と書いているように、非常にユニークで極めて識別しやすい障害です。それにもかかわらず、アスペルガーの方がカナーよりも三十年ほど自閉症の研究が先行しています。

そして、日本での最初の自閉症の子どもの報告は一九五二年です。アメリカよりも約十年遅れています。さらに、中国での最初の自閉症の子どもの報告は一九八二年です。アメリカよりも約四十年遅れています。なぜ、国によってこれほどの差があるのでしょうか？（六章で、その理由を示します。）

四　自閉症の家族

自閉症の人が書いた自伝には数多くの恐怖といった言葉が書いてありました。では、自閉症の子どもを育てている親はどう感じているのでしょうか？　それぞれ異なる三家族を紹介します。

1　『ひとりぼっちのエリー』

クララ・パークの『ひとりぼっちのエリー』から引用します。この本は、アメリカで一九六七年に出版されました。日本では一九七六年に翻訳されています。今は、自閉症の子どものお母さんが書いた本は数多くあります。しかしこの本は、おそらく世界で初めて自閉症の子どものお母さんが書いた本です。エリーは一九五八年生まれです。エリーの本名はジェシー・パークといい、現在は、鮮やかな色彩の絵を書く自閉症の画家として知られています。

エリーはおとなしくてとても育てやすい赤ちゃんでした。そして、一歳十ヵ月になっても歩かないで、話もしませんでした。しかし、お母さんのクララは、それまでの子どもも歩くのが遅れていたこともあって、心配していませんでした。

エリーがまだほんの赤ん坊の頃に、床のカーペットの真ん中にじっと座ってさえいれば、なにも恐ろしいことは起こらないだろう、なにもしようとしなければ、失敗することもないだろう、とまるで気づいたかのようだった。(p.66)

躊躇、警戒心、外界に向かって行動をしていこうとする意志の欠如、こうしたことは、恐怖心を表しているようだ。おそらく、一種の恐怖心だったであろう。しかし、彼女は恐れているようにはみえなかった。まるで、周囲からの挑戦に対して、身を守る方法を見出していたかのようだった。だから、恐れる必要などなかったのだ。……

これは、はっきりした形をとった恐れではなかった。恐れだとしても、それはあまりにも底深く潜んでいて、その姿を現さなかった。固く閉ざされた警戒心だけがちらりと顔を覗かせていた。(p.78)

クララは、赤ん坊のエリーが、じっと座ってなにもしようとしないのは、「おそらく、一種の恐怖心だったであろう」と推測しています。そして、「恐れだとしても、あまりにも底深く潜んでいて、その姿を現さなかった」と書き、「警戒心だけがちらりと顔を覗かせていた」と、エリーに恐怖心があることを見抜いていました。

もうだいぶ前のことだが、研究所で、彼女はいろいろなものに恐れを抱いているのだ、といわれたことがあった。私たちも、当時は、そうかと思ったものだった。ところが、エリーをなおもみているうちに、少し違うのではないか、と思うようになってきた。……

私はエリーが恐れたのをみたことがない。当然こわがってよいはずの、走ってくる自動車でも、彼女はこわがらない。(p.361)

クララは、はじめは、エリーに恐怖心があると見抜いていました。しかし、エリーが恐れたのをみたことがないと、結局、エリーに恐怖心があることを認めなくなりました。

どういうわけか、彼女は皿洗い機が嫌いだった。使っていると、同じ階にいるのさえいやがった。エリーがそばにいると、もちろん私たちは使わないようにしたが、それだけでは充分でなかった。ドアが閉まっていても、隣の部屋でカチッというスイッチの音がすると、エリーはもう階段を登りかけていた。(p.104)

クララは、エリーは皿洗い機が嫌いだったと書いています。皿洗い機の音を怖がっているとは考えていません。グニラ・ガーランドの自伝には、「いくつか、怖い音があった。」と書いてあります。エリーは皿洗い機の音が怖かったのです。嫌いというぐらいでは、二階まで逃げたりはしません。怖かったからこそ、二階まで逃げるといった回避行動が生まれていたのです。

しかしエリーは、悲鳴をあげたり、怯えたりといった、恐怖を現わすような行動は見せませんでした。そして、母親のクララにも、皿洗い機が嫌いだったとしか見えず、怖がっているようには見えませんでした。

『ひとりぼっちのエリー』というこの本の原題は、『THE SIEGE』です。SIEGEとは、城壁で守られた城や都市を包囲して攻撃するという意味です。クララは、エリーが孤立してめぐらしている城壁を、あらゆる術策を使って、だまし、そそのかして、けっしてあきらめることなく、攻めたてました。親とかかわろうとしない娘のエリーと、役者が演技をするように、役者となってかかわっていきました。

最初のうちは私が彼女のいる所についてまわっていたが、そのうち彼女の方が私の後を追うようになって、二人が別々の部屋にいることは珍しいほどになった。エリーはほかの子供たちが私と彼女の遊びに入ってこようとすると、やきもちをやくようになり、ほかの子供が私たちの散歩

についてくることさえもいやがった。(p.135)

エリーは母親の後を追うようになりました。そして、ほかの子供たちにやきもちをやくようにさえなりました。しかし、母子関係が生まれても、エリーの自閉症が治るということはありませんでした。

2 『わが子よ、声を聞かせて』

キャサリン・モーリスの『わが子よ、声を聞かせて』から引用します。この本は、姉のアン-マリーと弟のミシェルという二人の子どもが自閉症と診断され、その回復にむけての闘いの記録です。二人の子どもが行動療法によって劇的に回復したというこの本は、日本でも大きな反響を呼びました。この本がきっかけとなって「つみきの会」という、行動療法を普及する親の会が生まれました。私もこの会で行動療法を学びました。そして、相談を受けた方にはこの会に入って行動療法を学ぶことをお勧めしています。

アン-マリーは、ひとりでじっと座って、おとなしく遊んでいる赤ちゃんでした。台所の床にマッチ箱が落ちていてもいたずらをする心配もなく、手のかからない赤ちゃんでした。しかし、よく泣く赤ちゃんでした。

初めて歩行器に入れようとした時も、アン-マリーの体がこわばるのがわかった。恐怖に脅え

> ているとでもいう感じだった。その時から私は、この子が泣くのは一つには慣れないものに対する恐れではないかと思うようになった。（p.21）

エリーはまったく泣かない赤ちゃんでしたが、アン-マリーはよく泣く赤ちゃんでした。そして、母親のキャサリンは、アン-マリーが泣く原因の一つは慣れないものに対する恐れからではないかと思うようになりました。

> 今ビデオでアン-マリーのようすをもっとくわしく見た私たちは、はっと胸を衝かれる思いがした。アン-マリーはいやがっていたのではなく、恐怖に脅えていたのだ。両手は体の前で上下に追い払うような形に動き、口は叫びだしそうに大きく開いている。（p.70）

キャサリンと夫と二人で、アン-マリーが一歳五ヵ月のときのビデオをくわしく見ると、その場にいたときには見えなかったアン-マリーの恐怖が見えたのです。次は、アン-マリーが一歳三ヵ月の時の様子です。

> 父親が帰ってくるとドアまでヨチヨチ歩いていって両手を掲げ、「パパ！」と言っていたのを思い出す。一歳三か月の、パパのお気に入りの娘だった。

それに、私を捜して台所にやってきて、夕食を作っている私の両脚に抱きついて大きな真剣な目でじっと見上げ、にこっと小さく笑うこともたびたびあった。私は娘を抱き上げ、キスの雨を降らせたものだった。(p.21-22)

エリーとアン-マリーでは、赤ちゃんのときの様子が異なります。エリーは、一歳十ヵ月になっても、歩かないで話もしませんでした。しかし、アン-マリーは、一歳三ヵ月で、ヨチヨチ歩き、「パパ!」と呼びかけていました。親子関係に特に問題はなく、発達にも特に問題はありませんでした。しかし、徐々に言葉が失われていき、親からも離れていきました。そして、一歳九ヵ月で自閉症と診断されました。アン-マリーは折れ線型自閉症でした。

自閉症には二つのタイプがあります。エリーのように始めから親子関係が生まれていないタイプは早期発症タイプと呼ばれています。そして、アン-マリーのように、発達の途中から親子関係が失われ、言葉が失われていくタイプは、後期発症タイプ、あるいは、折れ線型自閉症と呼ばれています(折れ線型自閉症については八章で分析します)。

キャサリンは自閉症の療育法を調べて行動療法にたどり着きました。そして、行動療法のセラピストと言語療法士を雇い、家で行動療法を始めました。キャサリンはこのとき、クララ・パークの『THE SIEGE』を読んでいます。そして、アン-マリーの自閉症と戦う決意を固めました。

クララ・パークは慎重にエリーの城壁を攻めました。しかし、折れ線型自閉症であったアン-マリーの療育は、娘を自閉症から取りもどすという、まさに戦いから始まりました。そして、アン-マリーの療育が進んでいくと、それまで底深くに潜んでいた恐怖が姿を現わしてきました（アン-マリーの療育については九章で紹介します）。

アン-マリーは引きこもっていた世界から出てくる途中で、いろいろなものを怖がった。ふつうとちょっと違っている人——並はずれて背の高い男性とか、非常に凝った帽子をかぶった女性とか——を見ただけで、恐怖の発作を起こすのだった。ある晩、友人の神父が訪問してきた。一九〇センチ近い長身で黒ずくめの服に黒い髪のマレー神父が入ってくると、一目見たアン-マリーは悲鳴をあげた。神父をちらっと見るたびに縮みあがり、すすり泣くアン-マリーのそばで、ワインを飲みながら心のこもった会話を交わすのは大変なことだった。（p.229）

アン-マリーは、療育を始める前はビデオでくわしく見なければ解らなかった恐怖が、療育を行っていくと、誰が見ても恐怖だと解る行動になって表に出てきました。そして、療育を続けていくと、こういった恐怖もなくなっていきました。

3 『愛の奇跡』

『愛の奇跡』という本の主人公であるアン・ホッジスは、イギリスのマンチェスターで、一九五二年に生まれました。イギリスでも、自閉症がほとんど知られていないころに生まれています。アンの家族は、多くの病院、多くの医師を訪ね歩きましたが、どこもアンの診断はできませんでした。そして六歳のとき、アンは精神分裂病と診断され、医師からは施設に入れることを勧められました。しかし、両親は施設に入れることを拒否しました。この本は、アン・ホッジスの父親のジャック・ホッジスが書いていた日記をもとにして、コープランドという新聞記者が書きました。この本では、プロローグから恐怖という言葉が出てきます。

全く理解できない周囲の世界に対する恐怖のため、すっかりすくんでしまい、何一つ覚えず、自分で作った小さな殻の中に自分を閉じ込め、いかなる場合もけっしてその殻を変えまいと懸命になる。(p.6)

「周囲の世界に対する恐怖のため、……自分で作った小さな殻の中に自分を閉じ込め」というこの解釈を、誰が、いつ考えたのか、書いてありませんでした。しかしこれこそ、この障害が、「自分を閉じ込め」るという自閉症という名称になった理由のはずです。

アンが幼い頃の様子です。

すべての人々が一致して、世話のやけないよい赤ちゃんだと言ってくれた。何時間も静かに乳母車で眠っていたりして、そこに入れたことを忘れてしまうくらいだった。……

一人座りが出来るようになっても、抱き上げてもらおうとして、手を出してくることはなかった。全く何もしなかった。両親に顔を向けようとすらしなかった。……

アンが六か月になる頃には、抱き上げられるのを極度に嫌うことがはっきりしてきた。アイヴィーが夜寝かせる準備に、乳母車から出すと、「ギャー」という叫びが始まり、それは風呂に入れる間中続き、ベッドに寝かすと、ぱったりやみ、今度は電灯を凝視し始めるのだった。

(p.12-13)


アンは世話のやけないおとなしい赤ちゃんでした。しかし、生後六か月になる頃には、抱き上げるだけで泣き叫ぶようになりました。アンは、五歳になっても、哺乳瓶をくわえて椅子に座って、その椅子をゆすっているだけでした。

夏、家族で海へ休暇に出かけました。兄弟は砂の城を作って遊んでいましたが、アンは哺乳瓶をくわえたまま、ベビーバギーから降りませんでした。ところが、アンがベビーバギーをゆすっていると、ベビーバギーがひっくり返って、アンは砂の上に投げ出されました。アンは泣き叫んで走り出しました。父親はすぐに追いかけて、アンを抱き上げてベビーバギーに戻しました。ところが、三〇分ほどすると、アンは砂の上に飛び降り、歓声をあげて、砂を手ですくって、鼻へ持っていき、ほうり投げて遊び始めました。こうして、休暇が終わるまで、アンは哺乳瓶をくわえたままでしたが、砂浜で遊んだのでした。
アンの一家は引っ越しをしました。すると、アンの泣き叫びが激しくなりました。ある日、カーテンを閉めているとアンがあまり泣き叫ばないことに、母親のアイヴィーが気づきました。そして、窓の外の大きな木を怖がっていることが解りました。それを、仕事から帰ってきた父親のジャックに告げ、ジャックはその木を切り倒しました。

実際その日以後、アンはずっと落着き、少なくとも自分の新しい家を受け入れたように見えた。ジャックとアイヴィーはすっかり興奮した。注意深い観察によって、自分たちで娘の恐怖の一つを発見し、それを取り除いてやったのだった。そこで二人は注意して観察すれば、他の恐怖も取り除いてやることが出来るかもしれないと判断した。（p.39）

アンが七歳のときに、二度目の休暇をとって同じ海に行きました。アンは砂浜を数分間見ていましたが、喜びの歓声をあげて、ベビーバギーから降りて駆けだし、砂を手にすくって空中に投げ上げました。二年前に来た海岸を覚えていたのです。それから、砂浜にあった小さな水たまりを見つけると、最初につま先をちょっと水に入れてから、じゃぶじゃぶ中に入り、大喜びで笑い声をあげて、水の中に寝転びました。この出来事がきっかけとなって、父親に「しごき」という発想が生まれました。

アンから砂と水の恐怖をぬぐい去ったのは偶然の「しごき」だった。これから、もし意識的にしごけば――娘がよくないことをしたら、おしりをぶつ――それは同じ効果があるのではないか？　色々な恐怖をぬぐい去るのではないか？（p.45）

アンの父親は、ベビーバギーから砂浜に投げだされたという、偶然に起きた試練がきっかけとなって、アンの恐怖が打ち砕かれたと考えました。そうであれば、偶然に起きた試練を自分の手で作りだせば良いのではないかという発想でした。そして、恐怖を打ち砕くという「しごき」を、アンの食事の習慣に試みることにしました。

その時まで、アンに食事をさせる唯一の方法は、アンを小さな椅子に座らせて、食卓に連れて行き、スプーンで無理にでも口の中に食物を押し込むことだった。アンは決して自分でスプーンを持とうとはしなかった。（p.46）

自分では食べないというアンの食事の訓練がおこなわれました。はじめに、いつもの椅子からアンを抱き上げて食事用の椅子に座らせました。ジャックは泣き叫んで暴れるアンを叩きました。

アンは目を大きく見開いて、泣き叫ぶのをやめた。ジャックはスプーンを取ると、無理にそれを手に持たせた。アンは再び「ギャー」と叫び、スプーンを放り出した。父親はピシャと激しく娘を打った。再びスプーンを拾い上げ、娘の手に持たせた。また放り出すと、ピシャと二発目がとんだ。

再び叫びがやんだ。ジャックはスプーンを再び拾い上げ、もう一度、無理やりに持たせた。彼の額には汗が流れていた。彼はスプーンでかゆをすくわせ、無理に口へ運ばせた。口に入れたものを吹き出し、「ギャー」と叫んだが、ほとんどは飲み込んでいた。暴れるたびに、ピシャとやった。段々叫び声はやみ、ジャックはスプーンを持たせた娘の手を上からぎゅっと握り、少しずつ多くの量を口に入れさせることができるようになった。涙で彼の目はかすんでいた。……

食事が終わる頃には、アン・ホッジスは生まれて初めて自分で食事をするようになっていた。ちょうど七歳になったばかりだった。(p.47)

食事の訓練をはじめたその日から、自分では食べなかったアンが、自分でスプーンを持って食べるようになりました。父親は一週間の休暇をとって食事の訓練を続けました。著者はこれを、「褒美と体罰」という行動療法に、知らずに巡り会ったと書いています。しかし私は、恐怖症の治療がおこなわれたと解釈しています。叩くといった体罰は必要ではなかったのです。この成功がきっかけとなって、これ以降、家族でアンの数々の恐怖症の治療をおこないました。

食事のしつけに成功した後、……まずアンの手を取って、いやがったけれども、家の中をすみずみまで連れて歩く訓練をした。

アンが恐怖を示していた日用品に手を触れさせようとしたとき、最初はいやがって泣き叫んだ。しかもそういう品物は数え切れないほどあった。とても実行不可能な仕事に思えることもあったが、二人は娘の手首をぎゅっと握り、いやがる度ごとに、おしりを打った。骨の折れる作業だったが、何週間か過ぎる頃には、段々アンの抵抗が少なくなっていった。（p.49-50）

アンは、家の中にある日用品でさえも、数え切れないほど怖い物がありました。これほど怖い物に取り囲まれていたら、七歳になっても、椅子に座って哺乳瓶をくわえて、その椅子を揺すっているだけだったというアンの行動も理解できます。

何もやろうとしなかったアンが、恐怖症の治療をおこなっていくと、庭にも一人で出て行くようになり遊ぶようになりました。そして、教育を受けつけるようになり、両親と兄と弟の家族四人で協力して、アンの教育がおこなわれました。アンは、八歳で言葉を話すようになり、その後、学校にも入り、『愛の奇跡』と呼ばれるほどの成長をしました。

アンが十八歳のときに、イギリスで自閉症が注目されるようになりました。そして、アンのことが新聞で報道されて大きな反響が生まれました。それがきっかけとなって、アンの本が出版され、日本を含めた多くの国で翻訳されました。アンは、日本で出版された『愛の奇跡（改訂版）』に向けて手紙を書いています。

私と同じ苦しみを持つ日本の子供たちへ、

皆様が私の物語を気に入って下さるとよいと思います。また、私の物語によって、皆様が私とおなじようにこの美しい世界を知りそして愛する助けとなることを希望します。

自閉症にともなう恐怖症の治療をおこなったことで、アンにとって、世界は怖い世界ではなくなり、美しい世界になりました。

五　自閉症の研究者

娘が自閉症であったローナ・ウィングも、数多くの自閉症の子どもの治療教育のあたったハンス・アスペルガーも、自閉症に恐怖がともなっていることを読みとっていませんでした。私が知るかぎりでは、自閉症にともなう恐怖を読みとっている研究者が二人いました。

1　ティンバーゲン

動物行動学者のティンバーゲンは、六十歳を過ぎてから自閉症の研究を始めました。そして、自閉症の子どもの行動を観察して、自閉症の子どもが恐怖をかかえていることを読みとりました。動物の行動を観察してきた方なので、恐怖という情動に馴染みがあったのです。ティンバーゲンの『自閉症――分明社会への行動学的アプローチ』から引用します。

今はまだ明らかにされていない何らかの理由のために情緒不安定に陥り、正常に発達できない恐れのある子どもだということには確かな証拠があるのです。この子らにとくに目立つ特徴として、外界に対する激しい恐怖、ないし危惧をもっているということがあります。(p.141)
この子らは自分の不安をかき立てるような場面をじつに巧妙に避けてしまうので、しばしばまわりの人はその不安の兆候に気づかず、その時の子どもの様子がただ静かに引きこもっているとしか見えないことが多いのです。(P.142)

ティンバーゲンは、自閉症の子どもにとくに目立つ特徴として、外界に対する激しい恐怖をもっていると見抜きました。

多くの自閉症児の場合、第一義的な障害は情緒的な障害であり、一種の不安神経症であって、それが正常な人づきあいおよびそれに続く社会化を妨げ、遅らせているのであり、そしてそれがまた逆に話しことばや読みや探索行動、およびこの三つの行動を基盤にしているその他の学習過

程を阻害し、抑制しているということは、相当確かであります。(p.184)
もしこの強い不安を解消することさえできれば、自閉症児はたしかに対人接触をするようになるものであり、たしかに探索行動を始めるようになるものだということであります。(p.143)

ティンバーゲンは、多くの自閉症児の「第一義的な障害は情緒的な障害であり、一種の不安神経症」だと解釈しました。そして、強い不安を解消することさえできれば、対人接触をするようになり、探索行動を始めるようになると書いています。しかし、情緒的な障害が生まれた原因は明らかにできませんでした。そして、次のような主張をしました。

相当数の自閉症、すなわち「器質的」ないし重度の遺伝障害を持つもの以外については、治癒に導くことも可能ではないかと思っている。(p.21)

自閉症の子どもが恐怖をもっていることを見抜いたのは、動物行動学者としてのティンバーゲンの慧眼でした。しかし、情緒的な障害を解消できれば、自閉症を治癒に導くことも可能だというティンバーゲンの説は、自閉症の研究者から強い反発を受けました。自閉症は脳の機能障害なので、改善はしても治癒はしないというのが定説になっているからです。
そして、ティンバーゲンの説は、自閉症の子どもは激しい恐怖をもっているという解釈も含めて、自閉症研究の世界からは注目されなくなってしまいました。

2 篁《たかむら》一誠《いっせい》

さらにもう一人、自閉症の人と現場で接している研究者が、自閉症の恐怖を読みとっていました。臨床心理士の篁一誠です。『自閉症の人の人間力を育てる』から引用します。

> 自閉症の人たちは、自分の中に不安が生じたときや、不安を感じたとき、あるいは緊張したとき、そういった表情をしません。いつも淡々としたおなじ表情です。
>
> そのために、自閉症の人たちは不安が強い人だということが、今までほとんど言われてきませんでした。
>
> いろんな本を読みましたが、自閉症の人たちの不安の強さについて書いてある本はほとんど見当たりません。
>
> でも、実際に彼らの行動を見ていますと、新しい場面、あるいは見通しの立たない場面では、ものすごく緊張感があります。不安もあります。そういうときにそばにいると、心臓がすごくドキドキしているので、よくわかります。あるいは、手をつないでいると、すぐ汗が出てきます。
>
> でも、表情を見ると、まさに涼しげなと言いましょうか、何も感じていないかのような表情です。

彼らは、不安を感じたとき、それを不安として表現をしてくれることが非常に少ない人たちです。(p.37)

篁は、自閉症の人たちは不安が強い人たちだと書いています。また、ティンバーゲンは、「激しい恐怖」や「強い不安」と書いているように、不安と恐怖をほとんど区別せずに使っています。恐怖というのは、わたしたちがめったに感じない情動です。それに比べて、不安は割と感じる機会がある身近な情動なので、不安と解釈しやすいのでしょう。

3 不安と恐怖の違い

私は、不安と恐怖という言葉を区別して使っています。子どもたちも、お化け屋敷に入るとき、「怖いよ！」と言います。「不安だよ！」と言うのを聞いたことがありません。みなさんも不安と恐怖という言葉は区別して使っているのではないでしょうか。では、不安と恐怖にはどのような違いがあるのでしょうか。

たとえば、アフリカのサファリに観光旅行に行って、草原の遠くにライオンの家族を見つけたとします。そのライオンの家族を双眼鏡で見ています。遠くなので、安心して見ていられます。不安も恐怖もありません。そのライオンの家族が少しずつ近づいて来たとします。それでもまだ遠いので、安心して双眼鏡で見ています。

そのうちに、もっと近づいてきました。もう、安心して双眼鏡で見ているわけにはいきません。いざという時のために、逃げることも考えはじめます。でもまだ、逃げるほどではありません。多少の不安は感じても、逃げるほどの恐怖は感じていないからです。

そうしていると、ライオンの家族はもっと近づいてきました。もう、逃げなくては危険です。急いで逃げます。この逃げ出した時が、不安が恐怖へと変わった境界になります。逃げ出すようになるライオンとの距離は人によって異なります。恐怖を感じるのが早くて早めに逃げる人もいれば、恐怖を感じるのが遅くて逃げるのが遅い人もいます。また、ライオンが近づく前に、恐怖を感じる前に、不安を感じて早めに回避する人がほとんどです。早めに回避する人は恐怖を感じないかもしれません。しかし、回避行動の背後には恐怖があります。

この例から、緊張（ストレス）がほとんどない、あるいは、緊張が低い状態が安心で、緊張が強くなった状態が不安で、緊張がもっと強くなった状態が恐怖ということが解ります。したがって、安心と不安と恐怖は、緊張の度合いの違いということになります。安心と不安と恐怖は緊張というひとつの尺度の連続線上にあります。

しかし、安心と不安と恐怖は、緊張の度合いとしては連続していても、そこから生まれる行動は連続していません。温度の違いによって氷と水と水蒸気に変わるようなもので、緊張の強さの違いで、行動に違いが現れます。安心であればじっと観察していられます。不安になるとじっと観察してはいられなくなります。恐怖だと、観察どころではなく、じっとしていられないどころではなく、逃げるしかありません。

恐怖による逃避は身体に現れる逃避反応です。恐怖のレベルが低い場合はなんとか踏みとどまることができるかもしれません。しかし、恐怖のレベルが高いと、踏みとどまることができなくなり、身体に逃避反応が現れます。

ただし、身体に逃避反応が現れないようにするという意識の働きがあります。

六　恐怖への戦略

私が中学一年生の時です。家の近くを流れる川の上流に、山田の滝と呼ばれている滝がありました。夏のある日、友だち五、六名で、自転車に乗ってその滝に泳ぎに行きました。友だちの一人は、十メートルはあろうかという、滝の一番上から滝壺に飛び込みました。私も、滝の一番上に登って、下の滝つぼを見ました。すると、実際は大きな滝壺なのですが、滝壺が小さく見えました。ちょっとでも飛び込むのを間違えると、滝壺を取り巻く岩に頭をぶつけそうな、そんな小さな滝壺に見えました。滝の一番上から飛び込むなんてあまりにも危険に思えてとても無理でした。

そこで、三メートルぐらいの高さにある岩棚から飛び込むことにしました。下から見ると、自分の目線からは二メートルほどの高さです。たいして高くありません。その岩棚に登って下を見ました。ところが、その岩棚の上に立つと、目線が下から四メートルほどの高さになりました。下から見たときよりも、とんでもなく高いのです。飛び込もうとしても、飛び込もうとしても、恐怖で身体がすくんで、飛び込めませんでした。

でも、それでやめるわけにはいきませんでした。どう考えても危険はありません。どう考えても危険がない三メートルぐらいの岩棚から、怖くて飛び込めないというのでは男としての沽券にかかわります。ただの臆病者になってしまいます。どうしても飛び込まなくてはなりません。しかし、そんな自分の意志にもかかわらず、恐怖で身体がすくんで、どうしても飛び込めません。

飛び込もうとすると恐怖が湧いてきます。どんなに頑張っても恐怖には勝てませんでした。しかし、飛び込もうとするのを止めると、恐怖も引っ込むことが解りました。そこで、飛び込もうとする意識を封印しました。そして、「飛び込まないよ！　ただ立っているだけだよ！」という振りをしました。そして、周りの景色を「いい眺めだな！　綺麗だな！」と眺めました。

そのまま、恐怖が湧いてこないように、飛び込もうと意識をしないようにして、飛び込もうという意識を封印したまま、岩棚の上に立っていました。そして、ひょいっと、飛び込みました。それから、同じように飛び込もうと意識をしないようにして何回も飛び込みました。そのうち、恐怖が湧いてこなくなり、飛び込もうと意識しても飛び込めるようになりました。

自閉症の人は、心臓がドキドキしているなど、身体には恐怖があらわれています。しかし、顔は涼しげで、顔には恐怖はあらわれていません。自閉症の人も、顔には恐怖があらわれないような、なんらかの戦略を採用しているはずです。

1　オリヴァー・サックス

神経学者のオリヴァー・サックスの『火星の人類学者』から引用します。

どんな動物の脳のシステムも、過剰な刺激や、ある閾値を超えた刺激を受けるととつぜんに機能を停止する。こうした反応は個体差や動機づけとは関係がない。純粋に器質的、生理学的なもので、大脳皮質のどの部分にも起こりうる。神経の過重負担に対する生物学的防衛反応なのだ。（p.146）

過剰な刺激の最たるものが恐怖です。したがって、恐怖を意識しないというのは、大脳皮質における生物学的防衛反応ということになります。さらに、サックスは、机などの家具をちゃんとよけて歩けているのに、「何も見えていない」と言う人のことも書いていました。

はっきりとものに反応し、探し、見ているのに、意識の上では見ていないという。この状態は盲視とも呼ばれる潜在的な、あるいは無意識下の視覚機能で、大脳皮質の視覚野が侵されているものの（たとえば酸素欠乏症のように）、皮質下部の視覚中枢は無傷な場合に起こる。視覚的信号を受容して適切に反応しているのだが、それが意識のレベルに到達しないのだ。（p.157）

身体は机をよけて歩くなど適切に反応しているのですが、それが意識のレベルに到達していません。これは「盲視」と呼ばれています。顔には恐怖があらわれないという自閉症の人も、盲視の人とおなじように、恐怖は意識のレベルに届いていません。そしてこれは、神経の過重負担に対する生物学的防衛反応ということになります。さらに、サックスは書いています。

アスペルガー症候群のひとたちは、彼らの経験、内面的な感情とその状態を話すことができるが、古典的な自閉症の場合にはできない。(p.262)

古典的な自閉症というのは、カナーが自閉症と診断していた自閉症のことで、典型的な自閉症を指します。したがって、典型的な自閉症の場合は、恐怖は意識のレベルに届いていませんが、アスペルガー症候群など、典型的な自閉症でない場合は、恐怖が意識のレベルに届いていることになります。ドナ・ウィリアムズやウェンディ・ローソンやグニラ・ガーランドは、彼女たちの自伝に恐怖といった言葉を数多く書いていました。しかし、自閉症のアクセル・ブラウンズが書いた自伝(2005)には、恐怖といった言葉はまったく出てきません。(アクセル・ブラウンズは三九歳の時に『鮮やかな影とコウモリ』という自伝を出版しています。ドイツで二〇〇二年に出版されてベストセラーになりました。鮮やかな影というのは好ましい人のことです。コウモリのようにバタバタと飛びまわっているのはそれ以外の人のことです。人間は、鮮やかな影のようなものであり、コウモリのようなもの

でした。アクセルは、小学校に入るときは、特殊学校ではなく普通の小学校にやっと入れたといった子どもでした。兄は、「典型的なバカだ」と言っていました。しかしその後、怪物的な記憶力で、医学部にも入れるぐらいの優秀な成績で高校を卒業しています。）

2　恐怖と意識

グニラ・ガーランドとアクセル・ブラウンズが、それぞれ保育園と幼稚園に初めて行った日のことを引用します。

始めはグニラです。小学校に入る前の年です。

最初の日、私は母に連れられて保育園へ行った。保育園とはいったい何を意味するのか、私は知らなかった。どんな場所なのか、絵になってはいなかった。

玄関に入ると、ものすごい騒音、動き、それにたくさんの子どもたちが、にわか雨のように降りそそぎ、一瞬のうちに五感が圧倒されてしまった。こんなにたくさんの子どもたちを見たのは初めてだ。私はすっかり怯えてしまい、がちがちに固まって、一歩も動こうとしなかった。いや。だめ。こんな部屋いや。子どもがあんなにたくさんいるじゃない。いやだ。楽しいって言ったくせに、ひどい所じゃないか。……

これからは、ここに住むんだろうか？　こんな恐ろしい所が、新しい家なんだろうか？……

こんな所には住めない。とにかくだめ。私は蹴った。わめいた。かみついた。ひっかいた。とうとう、恥ずかしくなった母は私を連れて家に帰った。（p.67-68）

次はアクセルです。四歳のときです。

幼稚園というものがどういう意味なのか、僕は知らなかった。ハハが僕にそれを説明しようとするのだけど、その言葉には響きがなかった。幼稚園というものはなにかいいもののようだった。

……

僕は幼稚園の遊び部屋へと連れていかれた。子どもコウモリたちが山ほどいて、大騒ぎしていた。緊張で僕の体の感覚は押しつぶされた。腕も脚も石のように堅くなった。途方に暮れて隅のほうに座り、僕は石になった体に立てこもろうとした。金髪の女の人コウモリが、僕をおもちゃの近くに連れていこうとがんばったけれど、無駄な努力だった。最初の一日を、僕は黙ったまま隅のほうで過ごした。（p.49-50）

グニラは怯え、がちがちに固まって、そして暴れました。アクセルは、緊張で石のように堅くなって、黙ったまま隅のほうで過ごしました。がちがちに固まったとか、石のように堅くなったという体の反応はおなじです。しかし、グニラは恐怖を感じ、アクセルは恐怖を感じていません。したがって、サックスによれば、グニラはアスペルガー症候群で、アクセルは古典的自閉症ということになります。グニラは、一週間後に保育園に連れ戻されたときは、ジグソーパズルを作っているのを見て、自分も作ることにしました。アクセルは、二日後に幼稚園に行ったときは、絵を描くのを許されて、雲みたいに白い紙に空みたいに青いクレヨンで、うきうきしながら線を書きました。二人とも、初日には強力な拒否反応（恐怖）が出ていました。しかし、二日目にはそれほどではありませんでした。初日にあらわれていた拒否反応が、二日目にはかなり和らいでいました。

グニラは、恐怖は感じますが、怒りや痛みは感じません。アクセルは、恐怖だけでなく、痛みも、熱さも、寒さも、感じません。アクセルは幼いころ、お兄さんとお菓子を盗み食いして、お母さんに見つかってしまいました。お兄さんはお母さんにお尻を叩かれて泣き叫んでいました。しかし、アクセルはお母さんにお尻を叩かれても平気でした。注射も平気で、看護師から我慢強いとほめられました。でも、我慢していたわけではありません。痛みを感じていませんでした。また、熱いお風呂に入って身体が赤くなっても平気です。冷たい海に長時間入っていても平気です。恐怖だけでなく、痛みも、熱さも、寒さも、意識のレベルに到達していません。

古典的な自閉症の場合は、内面的な感情を話すことができないとサックスが書いているように、典型的な自閉症の人の場合は、恐怖は意識されていません。心臓がドキドキしたり、手に汗が出てきたり、体が石のように硬くなったり、身体には恐怖の反応が現れますが、顔には恐怖が現れません。それでこれまで、自閉症に恐怖がともなうことが理解されてこなかったのです。

自閉症に恐怖がともなうのは確かでした。そして、自閉症の症状の一部が、恐怖から生まれているのも確かでした。しかし、自閉症には罪悪感がないのに、なぜ恐怖がともなうのか、その原因が解りませんでした。次の二章では、現在、自閉症の原因だと考えられている遺伝子説を検討します。

二章　自閉症の遺伝子説

現在、自閉症の原因は遺伝子だと考えられています。自閉症の遺伝子説です。しかし、遺伝子説には四つの問題があることを示します。そして、自閉症には四つの謎があることを示し、遺伝子説ではこの四つの謎に答えられないことを示します。

一　冷蔵庫マザー説から遺伝子説へ

1　冷蔵庫マザー説

一九四三年のカナー（1978）の論文から引用します。

子どもたちの孤立が、人生の初めからであったということから、全体像を、もっぱら初期の親子関係のあり方に帰するわけにはいかない。したがってわれわれは、他の子どもたちが生来的に身体的あるいは知的なハンディキャップを持って生まれてくるのと同様に、これらの子どもは、普通なら皆もつことのできる人々との感情的接触が生来的に形成できないと仮定すべきである。（p.55）

カナーは、最初の論文では、自閉症の子どもは「孤立が、人生の初めからであった」と、自閉症の原因は生来的だと仮定しました。しかし、「両親が非常に知的であるという事実をどう評価するかは容易ではない。」（p.54）とも書いていました。

カナーが最初の論文で報告した十一名の自閉症の子どもは、全員、インテリで成功している富裕層の子どもでした。また、十一名のうちの八名は、祖父母か親族が名士録や科学者録に載っているというほどの名門の家系でした。その後、自閉症と診断した子どもが、五五名になっても一〇〇名になっても、自閉症の子どもの親は全員がインテリの富裕層でした。カナーは階層の偏りを無視できなくなりました。

知的でない親から生まれた自閉的な子どもにひとりも出会ったことがない。（p.88）

わたしたちの関心は、患者たちが、知的な、洗練された家系の生まれであるという疑いえない事実に向けられた。（p.92）

自閉症の子どもの親にはインテリの富裕層という階層の偏りがありました。そこでカナーは、自閉症の子どもの遺伝の影響を調べました。自閉症と診断した一〇〇名の子どもの、両親二〇〇名と、祖父母四〇〇名と、伯父と叔母三七三名、計九七三名の精神疾患を調査しました。

自閉的な子どもの家族の中には、精神病や生活の障害となる神経症は目立って少ない。精神障害を指摘できる祖先あるいは他の血族をもっている者は、その5％にみたない。（p.89）

カナーは自閉症の子どもの家系を調査しましたが、精神病などの遺伝的な問題は特にないということが解りました。そこでカナーは、両親の性格という環境の要素を考慮しました。

人格発達の初期にそのような親によって子どもたちが経験する情緒的な冷たさは、遺伝による素因の上に強力に働く病態形成的要素だということである。（p.89）

心理学を専攻して卒業したその母親は、子どもは「科学的に」育てられるべきであって、スケジュール以外には泣いても抱きあげてはならないと決心した。さらに、人間との接触を最小限にすることによって、「子どもたちを伝染病からまもる」、ために努力がなされたのである。（p.110）

現在知るかぎりにおいて生得的および経験的要素が結合して一定の臨床像を作り出すと考えられる。（p.114）

カナーは、人間との接触を最小限にすることによって、「子どもたちを伝染病からまもる」というような子育てをした、インテリで成功した親に共通する知的で冷静な性格＝冷たい性格が経験的要素として働いたと解釈しました。そして、感情的接触が生来的に形成できないという子どもの生得的な要素と、両親の冷たい性格という経験的要素が結合して、子どもが自閉症になったと考えました。そうやって生まれたのが自閉症の冷蔵庫マザー説でした。

2　冷蔵庫マザー説への反論

冷蔵庫マザー説に対して、一九六四年にアメリカのバーナード・リムランドが『小児自閉症』という本で反論しました。リムランドの息子は自閉症でした。この本の「はしがき」をカナーが書いています。カナーもリムランドの説を全面的とはいえないまでも認めています。リムランドの論拠を短くまとめました。

・ハリー・ハーローのサルを使った実験では、布で被われた生命のない「母親の代理」人形だけで育てられた子ザルに、自閉症のような障害は現れていない。
・「母性の剥奪」といった、養護施設で育てられた子どもに現れるホスピタリズムの障害は、自閉症の障害とは異質である。

・自閉症児の両親の約一〇％は明らかに温かい人柄であることが解っている。したがって、両親の冷たい性格が自閉症の原因だとはいえない。
・両親が冷たい性格だと考えられているケースでも、自閉症の子どもの兄弟は、自閉症ではないケースがほとんどである。
・自閉症は、二卵性双生児よりも一卵性双生児の一致率が高い。

リムランドは、二卵性双生児よりも一卵性双生児の方が自閉症の一致率が高いという、遺伝の要因を示唆する統計を示しました。さらに、イギリスのマイケル・ラターが「言語‐認知障害説」を出し、生得的な言語・認知障害が原因で対人関係障害が生まれると解釈しました。このような経緯があって、育児環境は自閉症の原因ではないと考えられるようになりました。（その後、言語‐認知障害説では自閉症の症状の全体を説明できないという指摘があり、言語‐認知障害説は否定されました。）

二　遺伝子説の四つの問題

冷蔵庫マザー説という環境説が否定されたことによって登場したのが、自閉症の遺伝子説でした。冷蔵庫マザー説から遺伝子説への変更は、自閉症のコペルニクス的転回と呼ばれています。それ以来、自閉症の原因は遺伝子だという説が定説になりました。しかし、遺伝子説には四つの問題があります。

これから四つの問題を示します。

1 インテリの富裕層への偏り

カナーが自閉症と診断した子どもは、一九四三年に報告した十一名はもとより、その後に自閉症と診断した子どもが五五名になっても一〇〇名になっても、全員がインテリで成功した富裕層の子どもでした。ハンス・アスペルガーも一九四四年の論文で同様のことを書いています（ウタ・フリス編著『自閉症とアスペルガー症候群』）。

私たちは、この十年余りに、多少とも自閉性向を示した二百名以上の子供を診てきたことを簡単に述べておきたいと思います。自閉症児の親や親族には、本人と関連した特性が認められ、私たちが親しく知りあえた、すべてのケースがそうでした。……多くのケースでは、その祖先は幾世代をも通じた知識人であり、その性格のゆえに知的職業に打ち込んできました。ときには、これらの子供たちに著名な芸術家や学者一族の子孫を見つけ出すこともあります。……私たちの自閉症児の父親の多くは、奇妙さが目立つにも関わらず、高い地位を占めています。……ここで私たちがあらましを述べた親族に関する知見からは、優性遺伝の様式が確実に示唆されます。

（p.166-167）

アスペルガーは、言語能力に遅れのない自閉症（アスペルガー症候群）の子どもは「何ごともおのずと自然にではなく、すべてが『知的』だったのです。」（p.119）と書いています。そして、「自閉症児の親や親族には、本人と関連した特性が認められ……その祖先は幾世代をも通じた知識人であり、その性格のゆえに知的職業に打ち込んできました。」と、自閉症の子どもと父親や親族や祖先は知的という関連した特性が認められるとして、自閉症の原因は優性遺伝だと解釈していました。

リムランドも一九六四年の『小児自閉症』で、自閉症に階層の偏りがあることを認めています。そして、「早期幼児自閉症に罹った子どもは、生まれつき高い知的能力を持っているため、自閉症に先天的に罹りやすい。」（p.116）と解釈し、その原因を次のように推測しています。

・天才の家系には白痴の出現率も高い
・知能はもろ刃の剣であり、知能が高いほど危険性も大きい
・両親の優れた遺伝子がかけあわされると、近親交配のような有害になる可能性が高くなる
・優れた遺伝子には、未熟児網膜症のように酸素への過敏性があり、それで脳に障害が生まれた

最後に挙げられた、酸素への過敏性があるという指摘は、自閉症の子どもを調査したところ、「生後間もなくまたは乳児期に治療用の酸素を投与された子どもが異常に高率に存在することが明らかになった。」（p.109）からでした。正常に生まれた赤ちゃんも健康に良いからと酸素カプセルに入れられ

ていました。

しかし現在は、自閉症に階層の偏りはありません。したがって、カナーの「インテリで成功した両親の冷たい性格が原因」といった説や、アスペルガーの「親族の知的な特性が優性遺伝した」といった説や、リムランドの「優れた遺伝子は自閉症に罹りやすい」といった説が、いずれも間違いなのは明らかです。

①自閉症研究者の解釈

イギリスの自閉症の研究者であるフランシス・ハッペ（1994）から引用します。

> カナーとアスペルガーの両者は、自閉症の子どもの家族が知的で高い社会的地位にあると記述した。そしてこれが自閉症が高い社会経済的階層でより多く見られるという考えを惹起した。そのような考えにはほとんど根拠がない。……専門家に子どもを診察してもらえる可能性が高いといった傾向に起因する人工産物であることを、多くの研究が示唆している。（p.44）

ハッペは、実際は自閉症に階層の偏りはなかったと解釈し、階層の偏りを認めていません。このハッペの解釈が、現在の自閉症研究者の考えを代表しています。

しかし、アスペルガーのいた治療教育部には小学校から紹介されて子どもが来ています。したがって、経済的階層が関係しているとは言えません。また、カナーはジョンズ・ホプキンス大学付属病院という大きな病院の小児科に併設された児童精神科の医師でした。カナー（1978）から引用します。

彼らは、熱っぽい、咳をする、発疹がでた、体重が減少した、骨折した、黄疸がある、けいれんをおこした、息苦しい、どもる、寝小便をする、盗みをする、学習能力が乏しいなどの理由でつれてこられたのです。（p.128）

大きな小児科クリニックやその精神科治療室にやってくる子どもたちは、マンション（大邸宅）や中流階級の家庭、安アパート、粗末な小屋のような家であり、……（p.132）

五〇人の自閉症児の次のカルテ番号を選び、比較対照群としたが、彼らの両親の教育と職業上の地位はかなり低かった。（p.109）

カナーがいた大きな病院の小児科には、さまざまな疾患の子どもが、あらゆる階層から来ていました。カナーは、ごく少数の富裕層の子どもしか診なかったといった児童精神科医ではありませんでした。

また、カナーも自閉症児に階層の偏りがあることを不思議に思い調べています。その結果、カナーの児童精神科に来た自閉症ではない子どもたちの両親の教育と職業上の地位は、かなり低いことが解りました。自閉症の子どもたちの両親とは、明らかに階層の違いがありました。

②パール・バック

『大地』の著者として有名なパール・バックのひとり娘は、一九二〇年生まれで、フェニルケトン尿症でした。フェニルケトン尿症は、四歳ぐらいの水準までしか知能が発達しないという先天性の障害です。現在は、早期発見による食事療法や薬で治療できるようになりましたが、当時は原因が解っていませんでした。パール・バックの『母よ嘆くなかれ』から引用します。

> 私は、娘と同じような子どもの親たちとじっくり話しあった経験が幾度となくありますが、どなたの経験も同じでした。どこかに自分の子どもを治してくれる人がいるにちがいないと信じてその人を探して、世界中を歩きまわるのです。もっているお金をすべて使い果たし、さらにそのうえに、借りられる限り、お金を借ります。お医者であれば、そのよしあしをかまわず、藁をもすがる気持ちで、その人のところへ出かけて行きました。(p.35)

我が子が原因不明の重篤な障害を抱えていたら、診断と治療を求めて医者を訪ね歩くのは、富裕層の親だけではありません。お金が足りなくなれば、借りられる限りお金を借りて、治してくれる医者を探してまわります。それが親の心というものです。

それでも、貧困層の家庭であれば、カナーがいる児童精神科のあるジョンズ・ホプキンス病院まで、遠くからは子どもを連れて来られなかったかもしれません。しかし、それほど遠くなければ、子どもを連れて来たはずです。まして、中流の家庭であれば、パール・バックのようにかなり遠くからでも、借金をしてでも子どもを連れて来たはずです。

また、中流階級や粗末な小屋のような家庭でも、熱っぽいとか、咳をするとか、寝小便をするといった、自閉症とは異なる理由で子どもを連れて来ています。それなのに、自閉症という重篤な障害のある子どもを一人も連れて来ていないというのは、説明がつきません。

インテリで成功した親というのは一握りしかいません。圧倒的多数を占めている貧困層や中流層から、一人も自閉症の子どもが来ていないというのは不可解な話です。これを合理的に説明できる答えはただ一つしかないはずです。当時、貧困層や中流層には自閉症の子どもはいなかったのです。

カナーが自閉症を診断していた当時、自閉症はインテリの富裕層に偏っていました。しかしその後、自閉症に階層の偏りは無くなりました。この現象は遺伝子説では説明ができません。

2　遺伝子説から多遺伝子説へ

遺伝子説の根拠は一卵性双生児の自閉症一致率の高さです。二卵性双生児の自閉症一致率は五%ほどですが、一卵性双生児の自閉症一致率は四〇~九〇%です。双子を育てた親は同じで、双子が育った環境もほとんど同じです。それにもかかわらず、二卵性双生児よりも一卵性双生児の方が、自閉症一致率がはるかに高いことがわかりました。したがって、自閉症の原因は母親の性格や育て方といった環境ではなく遺伝子であると想定されたのは、それなりに当然の成り行きでした。

自閉症の原因が遺伝子だと考えられるようになったことで、世界中で自閉症遺伝子の研究がおこなわれました。しかし、自閉症の遺伝子は見つかりませんでした。そして、自閉症遺伝子といった単独の遺伝子は存在しないと考えられるようになり、自閉症は多遺伝子障害だと考えられるようになりました。しかも、自閉症との関連が示唆される遺伝子は、およそ一〇〇〇個にも上るといわれています（ベルトラン・ジョルダン『自閉症遺伝子』2013 p.216）。現在、世界中で多くの研究機関が自閉症の遺伝子の研究をしていますが、難航しています。

たとえば、インフルエンザの例をあげます。インフルエンザが流行して学級閉鎖になっても、児童全員がインフルエンザに罹るわけではありません。インフルエンザに罹る子どももいれば、罹らない子どももいます。また、家族全員がインフルエンザに罹る家もあれば、家族が誰も罹らない家もあります。

インフルエンザで双生児の統計をとれば、二卵性双生児よりも一卵性双生児の一致率が遥かに高いという統計がでるはずです。だからといって、インフルエンザの原因は遺伝子だと言ったら、それはナンセンスです。インフルエンザの原因はウイルスです。遺伝子は原因ではなく体質などなんらかのレベルにおける関与にすぎません。

インフルエンザとおなじように自閉症も、一卵性双生児の一致率が高いからといって、遺伝子が原因だとは言い切れません。遺伝子はなんらかのレベルにおける関与である可能性があります。そして、インフルエンザの原因がウイルスであるように、自閉症の原因も遺伝子以外である可能性を排除できません。

また、一卵性双生児でも自閉症の一致率は一〇〇%ではありません。遺伝子説はもともと始めから確かな根拠はありませんでした。遺伝か環境かという二者択一で、冷蔵庫マザー説という環境説が否定されたことによって消去法で残った説だからです。

自閉症の遺伝子説は現在の定説になっていますが、その根拠は確かなものではありません。さらに、世界中で研究していますが未だに証明されていない仮説です。未だに証明されていない仮説が定説になっているというのが現状です。

3　自閉症の増加

カナーが勤めていたジョンズ・ホプキンス病院の児童精神科に、最初に自閉症の患者が来たのは一九三八年でした。それ以前には自閉症の子どもは一人も来ていません。そして、論文を発表した一九四三年までの五年間に、自閉症の子どもは十一名しか来ていません。

自閉症の論文を発表すると、カナーはアメリカだけではなく世界的に有名になりました。アメリカやカナダといった北米大陸全土から自閉症の子どもが来ただけではなく、南米大陸からもアフリカ大陸からも自閉症の子どもが来ています。しかしそれでも、カナーのところで自閉症と診断された子どもは、一九三八～一九五三年までの十五年間では九六名しかいません。現在の日本では、カナータイプの自閉症だけでも約三〇〇人に一人と言われています。なぜ当時、こんなに少ししかカナーのところに来ていないのでしょうか。

当時は、自閉症が知られていなかったからだという解釈があります。しかし自閉症は、知られていようが知られていまいが、非常にユニークな重度の障害であることに変わりはありません。子どもが非常にユニークな重度の障害を抱えていれば、親は納得のいく診断を求めて医者を訪ね歩くはずです。現に、カナーの所には、南米大陸からもアフリカ大陸からも親が自閉症の子どもを連れて来ています。

なぜ、一九三〇年代後半から一九五〇年代前半まで、カナーの所に来た自閉症の子どもが少なかったのでしょうか。それを合理的に説明できる答えはただ一つしかないはずです。当時、自閉症は非常に稀な障害だったのです。これも遺伝子説では説明できません。

4　団塊の世代

日本で最も多くの子どもが生まれたのが団塊の世代（一九四七〜一九四九年生まれ）です。三年間で約八〇〇万人の子どもが生まれています。現在の日本では、カナータイプの自閉症の子どもは約三〇〇人に一人と言われています。したがって、遺伝子説が正しければ、団塊の世代にはカナータイプの自閉症の子どもだけでも二万人以上いたことになります。

しかし文献を調べても、団塊の世代に生まれた自閉症の子どもはほとんど出てきません。もちろん当時の統計はありませんが、団塊の世代に自閉症の子どもがほとんどいないということを示している文献を四つ挙げます。

①玉井収介の本

日本で最初に自閉症の子どもが報告されたのは一九五二年です。九州大学で開かれた第四九回日本精神神経医学総会で、名古屋大学精神科の鷲見たえ子が「レオ・カナーのいわゆる早期幼年性自閉症の症例」として自閉症の男子を報告しました。

自閉症研究の草分けの一人である玉井収介の『自閉症』から引用します。

> 記録によれば、この報告は当時大きな反響を呼んだ。そうそうたるメンバーが質問にたち、当時の鷲見氏の上司であった村松常雄氏が答弁にたっている。なにしろ、いまでいうなら子どもに老人病がある、というほどの勇気を要したことであったから、無理もないことであった。(p.30)

玉井収介が最初に自閉症の子どもに会ったのは一九五二年です。鷲見たえ子が報告した子どもでした。この子は一九四五年生まれです。二人目に会ったのは一九五九年です。小学校一年生の男の子ということなので、一九五三年ごろの生まれです。三人目に会ったのは一九六〇年です。三歳半の男の子ということなので、一九五六年ごろの生まれです。したがって、三人とも団塊の世代ではありません(p.32-35)。

自閉症の研究者である玉井収介が、一九五二年から一九六〇年までの約一〇年間に、三人しか自閉症の子どもに会っていません。そして、その三人はいずれも団塊の世代ではありませんでした。自閉症の研究者が団塊の世代の自閉症の子どもに一人も会っていません。

②糸賀一雄の本

近江学園は、戦後まもなくの一九四六年に、戦災孤児六十名と知的障害児五十名の定員で、糸賀一雄によって創設されました。近江学園は、重度の障害を持った子どもでも、頼まれれば断らなかったという施設でした。

近江学園にはじめて自閉症の子どもが来たのは一九五五年でした。これは、長年障害児の教育に取り組んだ糸賀が書いていることなので間違いありません。糸賀が知的障害と自閉症とを混同するはずがありません。したがって、開園してから約一〇年間、近江学園に在籍した知的障害児の中に、自閉症の子どもは一人もいなかったのです。

近江学園にはじめて来たこの自閉症の子どもは、京大病院で自閉症と診断された一九四八年生まれの七歳の男児でした。この子どもが団塊の世代です。言葉はまったくなく、手がかかり、職員を一対一でつける必要があって大変だったそうです（糸賀一雄 1965 p.282）。

③伊藤則博の論文

伊藤則博（2008）の『自閉症問題の今昔』という論文から引用します。

北海道における最初の症例報告はそれに遅れること七年の昭和三五年、北海道精神神経学会誌に北大病院精神神経科の奥村晶子・諏訪望両氏によってなされている。この時期は、既に北海道の臨床分野の一部にはカナーの自閉症の概念が紹介されており、具体的な症例報告が待望されていたようで、奥村らの報告に対しては「北海道にやっと出たか！　来てくれたか！」と、ある種の感動をもって迎えられたようである。奥村らの報告の二年後には、アスペルガー症候群タイプの自閉症が札幌医大小児科から報告されている。(p.1)

北海道における最初の自閉症の報告は昭和三五年（一九六〇年）です。北海道では、一九五〇年代には、自閉症の子どもは一人も報告されていません。典型的な自閉症であっても二歳前では診断は難しいです。しかし、三歳から四歳になれば、自閉症の特徴は顕著にあらわれてきます。親はパール・バックのように、非常にユニークな重度の障害のある子どもを連れて、納得のいく診断と治療を求めて医者を訪ね歩いたはずです。

北海道で一九五〇年代に自閉症の子どもが一人も報告されていないということは、一九四七〜一九四九年という団塊の世代生まれの自閉症の子どもが、北海道にはほとんどいなかったということを示唆しています。

④小澤勲の本

小澤勲の『自閉症とは何か』から引用します。

昭和三五年、東京において初めて第一回日本児童精神医学会が開催され、その会で四題の自閉症に関する報告がなされました。当時はまだ自閉症という病気は珍しく、一例一例が報告の対象となり、何例の自閉症を経験したかがその医師の価値を決定するかのような風潮がしばらく続きました。ある著名な精神科医が、学会において、現時点で何例の自閉症を診たと報告したいためだけに、わざわざ発言機会を求めるということすらありました。（p.388）

昭和三五年（一九六〇年）の第一回日本児童精神医学会では、自閉症は一例一例が報告の対象となるほど珍しい障害で、自閉症に関する報告は四題でした。ところがその後、様相が一変します。

一九七一年一年間に名大精神科外来を受診した自閉症児一一六名（p.49）

一九七一年になると、その一年間で、名大精神科外来だけで一一六名の自閉症児が診断されています。一〇年ほどで自閉症が急増しています。カナーの児童精神科で一九三八〜一九五三年までの十五年間で自閉症と診断された子どもは九六名でした。カナーが十五年間で自閉症と診断した人数よりも、名大精神科外来で一年間で受診した自閉症児の人数の方が多くなっています。

自閉症は珍しくはなくなり、学会で一例一例が報告されるような状況ではなくなりました。しかしこれでもまだ現在よりも少ないです。現在は、診察の予約をしても三ヶ月待ち、半年待ちという医療機関がほとんどです。では、一九六〇年以前はどうだったのでしょうか？

鷲見の発表を契機として症例報告が散見されるようになった。例えば、黒丸は、精神神経学会で一九五四年に一例、一九五五年に三例の報告をし、高木は一九五六年に臨床心理学会で三例の報告をしている。(p.35)

小澤によると、一九五二年の鷲見たえ子の報告の後、黒丸によって一九五四年に一名、一九五五年に三名、高木によって一九五六年に三名の報告があったということです。自閉症の子どもは四年間でたったの七名しか報告されていません。この七名の生まれた年は書いてありませんでした。

黒丸は京都大学でした。したがって、一九五四年の一名と一九五五年の三名のうちの一人が、一九五五年に近江学園に来た自閉症の子どもだと推測されます。そして、残りの六名も団塊の世代の生まれだと仮定します。そうすると、団塊の世代で自閉症だと診断されている子どもは、私が文献を調べたかぎりでは、最大で七名ということになります(最小だと一名です)。

団塊の世代の自閉症の発症率は、最大で八〇〇万分の七ということになります。この少なさは、遺伝子説では説明ができません。

三　自閉症の四つの謎

遺伝子説では、カナーが一九三〇年代後半から一九五〇年代前半まで、自閉症と診断した子どもがインテリの富裕層に偏っていたことを説明できません。そしてその後、自閉症が全階層に広がったことも説明できません。また、日本の団塊の世代に自閉症の子どもがほとんどいないことを説明できません。そしてその後、自閉症が増加したことも説明できません。この問題をまとめました。

1. なぜ、カナーが自閉症と診断した子どもが、インテリの富裕層に偏っていたのか？
2. なぜ、その後、自閉症が全階層に広がったのか？
3. なぜ、日本の団塊の世代に自閉症の子どもがほとんどいないのか？
4. なぜ、その後、自閉症が増加したのか？

この四つの謎にすべて答えられなければ、真の自閉症の原因とは言えません。自閉症の遺伝子説はこの四つの謎に一つも答えることができません。したがって、遺伝子説が自閉症の原因ではないことは明らかです。（六章でこの四つの謎に答えます。）

三章　自閉症の原因

はじめに、自閉症に恐怖がともなう原因が解った経緯を紹介します。次に、定型の世界を紹介し、さいごに自閉症の原因にたどり着いた経緯を紹介します。

一　乳幼児の世界

1　母親

次の図は、通常の乳幼児の世界です。二〇一〇年に宇都宮で開催された第九回日本自閉症スペクトラム学会で、「同一性のこだわりの治療」というタイトルで私が口頭発表をしたときに示したものです。

母親がこの図の中心です。母親といっても必ずしも産みの母親を意味しません。乳幼児がもっとも信頼を寄せた人が母親です。ときには、父親が母親代わりだったり、祖母や祖父が母親代わりという

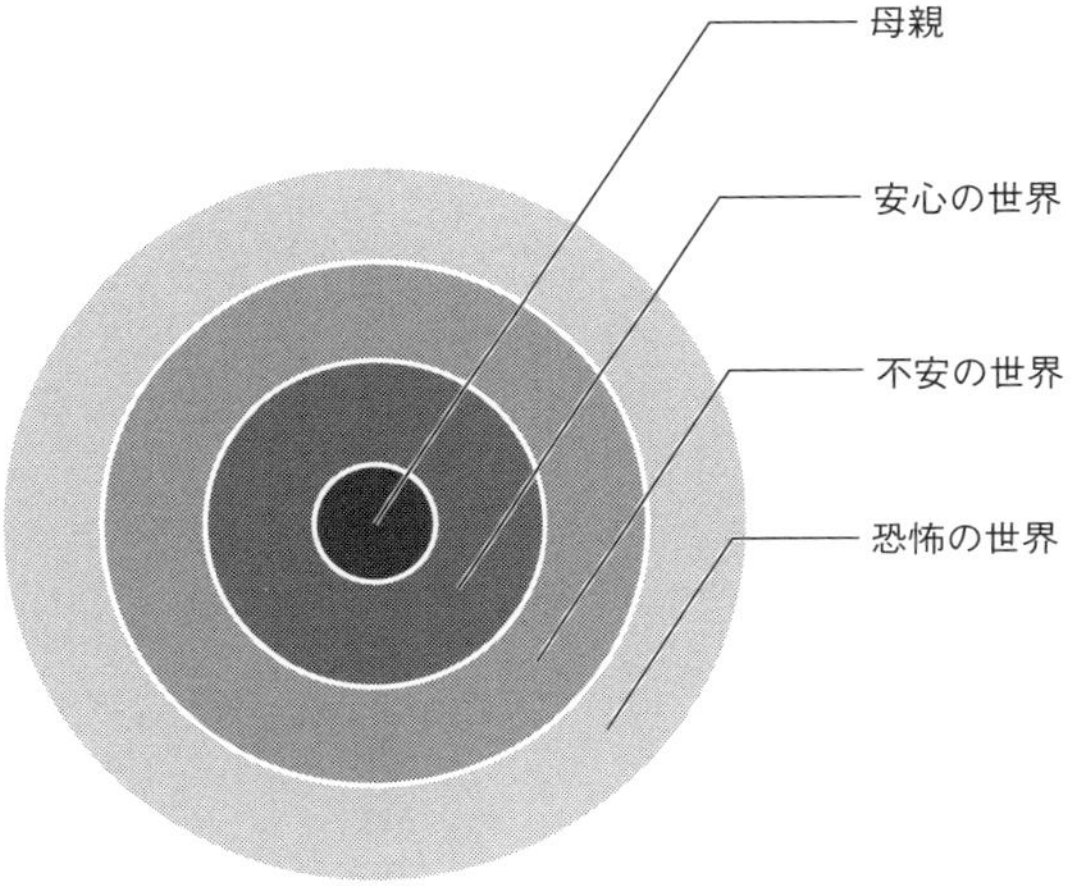

図　乳幼児の世界

こともあります。その母親のそばが安心の世界です。そして、安心の世界の外側は不安の世界です。そして、不安の世界の外側は母親を見失った恐怖の世界です。

2　母親の認知と安心の世界

母親のそばが安心の世界ですが、母親が子どもの後ろにいたりして、子どもが母親の存在に気がつかなければ、母親がそばにいないのと同じです。つまり、母親がそばにいることが安心を生むのではなく、母親を認知（知覚）することが安心を生むことになります。したがって、母親を認知できる世界が安心の世界です。

赤ちゃんは生まれると、母親を手でさわったり肌でふれたり、母親の匂いを嗅いだりして母親を認知します。そして、生後二日目には、顔でも声でも母親を認知できるようになります（詳細は四章）。母親を顔でも声でも認知できるようになると、母親から少し離れていても、お母さんを見たり、お母さんの声を聞いたりしただけで、母親を認知できるようになります。（乳幼児期は手や肌でさわるという触覚が一番確かな認知になります。）

さらに成長すると、居間に一人でいても、となりのキッチンから聞こえてくるお母さんが食事を作っている音でも、「お母さんはとなりのキッチンにいる」と、お母さんを認知できるようになります。お母さんが見えなくても、お母さんの声が聞こえなくても、お母さんを認知できるようになります。

そうやって、母親がそばにいなくても、母親を知覚できなくても、母親を認知できるという認知能力の向上によって安心の世界が広がっていきます。そして、子どもの認知能力の向上とともに、母親から離れることのできる距離と時間が広がっていきます。

3 不安の世界と恐怖の世界

安心の世界の外側は不安の世界です。不安とは緊張（ストレス）です。子どもは、多少の緊張を求めて、それを乗り越えていくのが好きです。道を歩くときでも、平坦な場所を歩かないで、水たまりや障害物を見つけて乗り越えていきます。

子どもは安心の世界に安住することなく不安の世界へと発展を求めます。それが好奇心であり、興味であり、探索です。そうやって不安の世界を探索することによって、不安の世界も安心の世界になっていき、子どもの安心の世界が広がっていきます。

不安の世界の外側は母親の認知が途絶えた恐怖の世界です。幼児は、母親から離れすぎたといった距離でも母親の認知が途絶えますが、母親から離れている時間が長くなりすぎても母親の認知が途絶えます。

母親の買い物などで、幼児が一人で家でお留守番をしていると、はじめは安心の世界で遊んでいますが、時間の経過とともに緊張が高まってきます。そうなると、母親がいるときは安心の世界だった家の中でさえも不安の世界になります。そして、それまでしていた遊びにも集中できなくなります。

さらに時間が経過すると、恐怖が生まれてきて、家の中も恐怖の世界になってしまいます。恐怖を抱えていると、大きな音や些細な音にも抱えている恐怖が反応して、怯えるようになります。また、カーテンが風でゆれても、お化けがひそんでいるかのように感じて怯えるようになります。そうなるともう遊びどころではなくなります。女の子であれば人形やぬいぐるみを抱きしめるかもしれません。男の子であればおもちゃの銃や剣で武装するかもしれません。あるいは、押入れの中に隠れるかもしれません。

4 迷子

幼い子どもは、母親からはぐれ、母親を見失ったことが分かったとたんに、パニックになって泣き出します。それが迷子です。迷子を端的に現わしているのが『犬のおまわりさん』という歌です。

まいごのまいごの　こねこちゃん
あなたのおうちは　どこですか
おうちをきいても　わからない
なまえをきいても　わからない
にゃんにゃん　にゃんにゃん
にゃんにゃん　にゃんにゃん
ないてばかりいる　こねこちゃん

幼い子どもは母親を認知できなくなると恐怖におそわれます。そして、母親を認知できると恐怖は消えて安心が生まれます。母親を認知できなくなると恐怖におそわれ、母親を認知できると安心が生まれるというのが幼い子どもです。それで幼い子どもは、母親の認知を失わないように、母親の後を追います。

5　母親の働き

幼い子どもは、母親や家族の認知を失わないように、迷子にならないように気を配っています（家族は母親の認知につながっています）。しかしそれでも、迷子になってしまうことがあります。家族で遊園地へ遊びに行くと、幼い子どもは回転木馬や乗り物やアトラクションに夢中になります。しかし、遊園地で家族とはぐれて迷子になった幼い子どもは、遊園地にある物事への興味を失い、泣くことしかできません。母親と一緒のときには楽しかった遊園地も、母親を見失ったとたんに恐怖の世界になってしまいます。母親に抱かれた幼児は世界を見ますが、母親を見失った幼児は、世界の中にいても世界を見ず、母親を捜し求めます。

幼い子どもは、世界の探索をしていても、母親から離れすぎないようにときどき母親を見たり声をかけたりして母親の存在を確認します。母親の存在を確認すると、また探索に向かいます。幼い子どもの好奇心や興味や探索は、母親の認知によって生まれる安心の世界を基点として生まれます。

母親の認知が安心の世界を生みだし、乳幼児の好奇心や興味や探索を支えています。すなわち、母親の認知が乳幼児の発達を支えています。母親は、授乳をしたりおむつを替えたりといったナース（看護師）的な働きをするだけではありません。幼い子どものそばにいるだけで、幼い子どもの発達を支えています。これが通常の乳幼児の世界です。

二　自閉症と孤立

テンプル・グランディンの『我、自閉症に生まれて』という自伝から引用します。テンプルは自閉症の人で最初に自伝を書いた人として有名です。また、大学の准教授で、畜産関係の設備や機具の設計者としても有名です。この本の日本語版への挨拶によると、アメリカの三分の一の家畜がテンプルが設計した機具で扱われているということです。

私がもう抱き締めにくくなり、抱くと体を硬直させることに、母が気づいたのは、私が六歳の時だった。それから二、三か月たったある日、母は私を腕に抱き寄せようとしたところ、私はわなに落ちた獣のように母をひっかいた。彼女は私の行為が理解できなくて、敵意に満ちた私の行動に傷ついたのだと、述懐したことがある。(p.26)

この文章の中の六歳というのは、文脈からして六ヵ月の誤りだということが解ります。テンプルは、生後六ヵ月で母親が抱くと体を硬直させました。それから二、三か月後には、抱き寄せようとする母親をひっかきました。ヌアラ・ガードナーの『ありがとう、ヘンリー』のデールは、はいはいを始めると母親からも離れていきました。

ドナ・ウィリアムズにとって母親はじゃまな「ごみ」でした。ウェンディ・ローソンは母親を求めず母親から逃げていました。グニラ・ガーランドは両親を自分とは関係のない人たちだと思っていました。自閉症の子どもには、通常なら生まれているはずの母子関係が生まれていません。

自閉症の子どもは母親の後を追いません。自閉症の子どもが母親の後を追わないのは、母親を認知しても安心が生まれないからです。母親が子どもの安心を生みだすという母親として機能していません。自閉症の子どもには、母親に抱かれても安心が生まれないので、安心の世界がありません。安心の世界がないので、安心の世界の外側に広がっている不安の世界もありません。自閉症の子どもには、安心の世界もなく、不安の世界もなく、恐怖の世界しかありません。

自閉症の子どもに母子関係が生まれていないというのは、単に、母子関係が生まれていないというだけではなかったのです。自閉症の子どもが恐怖の世界にいることを意味しています。それで、自閉症には恐怖がともなっているのです。

これで、自閉症に恐怖がともなっている理由が解りました。しかしなぜ、自閉症の子どもは、母親を認知しても安心が生まれないのでしょうか？　逆にいうと、通常の子どもはなぜ、母親を認知すると安心が生まれるのでしょうか？

三　母親への信頼

通常の子どもは母親を認知すると安心が生まれます。そして、母親を認知できないと恐怖が生まれます。それで、通常の子どもは母親を見失わないように母親の後を追います。しかしなぜ、母親を認知すると子どもに安心が生まれるのでしょうか？

1　母親への信頼

母親を認知すると子どもに安心が生まれるのは、子どもに母親への信頼が生まれているからです。母親への信頼が生まれているからこそ、母親を認知すると子どもに安心が生まれます。そして、子どもは母親の認知を失わないように母親の後を追います。

ところが、自閉症の子どもは母親の後を追いません。自閉症の子どもが母親の後を追わないのは、母親への信頼が生まれていないからです。母親への信頼が生まれていないので、母親を認知しても安心が生まれないのです。

幼児がひとりで留守番をしているときに、部屋の中に机や椅子があっても安心は生まれません。それは、机や椅子には信頼が生まれていないからです。それと同じで、母親への信頼が生まれていないと、母親が子どもと一緒に部屋にいても安心が生まれません。

自閉症の子どもには母親への信頼が生まれていません。それで、自閉症の子どもは母親が一緒に部屋にいても安心が生まれません。机や椅子を認知しても安心が生まれないように、母親を認知しても安心が生まれないからです。自閉症の子どもは、母親が一緒に部屋にいても安心が生まれないので、ひとりで留守番をしている幼児のように、家の中の部屋でさえも恐怖の世界です。

それで、『ひとりぼっちのエリー』のエリーのように、床のカーペットの真ん中にじっと座っていたのです。また、『愛の奇跡』のアンのように、家の中にある日用品でさえも数え切れないほど怖い物があって、哺乳瓶をくわえて椅子に座って椅子を揺すっているだけだったのです。

しかしなぜ、母親への信頼が生まれていると、母親の認知が安心を生むという働きをするのでしょうか？　私は、「母親への信頼が恐怖を抑えるという構造」が精神内部に形成されていると解釈しています。この構造を想定することで、母親の認知が安心を生み、母親を認知できないと恐怖が生まれるという現象を、理論的に説明できるようになります。

2　信頼の広がりと仲間意識

赤ちゃんに生まれた母親への信頼は、母親への信頼を核として、父親や兄弟姉妹といった家族にも広がります。幼児期になると、隣のおばさんや近隣の人たちや友達にも信頼が広がります。小学校に入ると、先生やクラスの友達にも信頼が広がります。ここまでは直接の知り合いへの信頼の広がりです。

その後、○○小学校といった、知らない者も含んだ学校全体にも信頼が広がります。そして、地域、郷土、国、人類といった大きな集団にも信頼が広がります。信頼が広がると、そこに仲間意識が生まれます。そして、仲間としてまとまったり、仲間として応援したり、仲間として守ったり、仲間として助け合ったりするようになります。

小学校の運動会でクラス対抗のリレーがあれば、自分のクラスの仲間を応援します。地域で学校対抗の競技があれば、自分の学校の仲間を応援します。クラス対抗のときは、同じクラスの子が仲間で、違うクラスの子は仲間ではありません。しかし、学校対抗のときは、同じクラスの子も違うクラスの子も仲間になります。その時々の自分が所属する集団で仲間が変わります。そして、その時々の所属する集団を仲間として応援します。

甲子園の高校野球が始まると、自分の母校が出ていれば母校を応援します。自分の母校が出ていなくても、自分の故郷の高校を応援したり、自分が住んでいる地域の高校を応援したりします。

もっと大きな国という集団でも同じです。

・羽生結弦がフィギュアスケートでオリンピック二大会連続金メダル

・女子サッカーがドイツワールドカップで優勝

羽生結弦は、私の親戚でもなく知り合いでもないのに、おなじ日本人というだけで活躍が嬉しいし、誇らしい気持ちになります。オリンピックやワールドカップといった国際大会では、日本の選手や日本のチームを応援します。

・浅田真央がバンクーバーオリンピックでキム・ヨナに負けて銀メダル

・男子サッカーがブラジルワールドカップで予選リーグ敗退

日本の選手や日本のチームが負けると残念な気持ちになります。このように、わたしたちの日々の生活の中にも、国という集団に対しての仲間意識が働いています。

3　他者への信頼

朝夕の満員電車で隣の人とくっついて立っていても、わたしたちは不安を感じません。そうでなければ電車で通勤できません。不安を感じないのは信頼があるからです。特に信頼とは呼べないような信頼ですが、たまたま乗り合わせた知らない人たちに対しても信頼が根底にあります。

また、わたしたちが不安や恐れを感じることなく電車に乗れるのは、乗り合わせた他の乗客への信頼だけではなく、乗っている電車への信頼も必要です。さらに、電車の運転手や、電車を運行している会社や、それを管理している政府への信頼も必要です。こういった信頼があるからこそ、わたしたちは電車に安心して乗ることができます。

こういった、乗っている電車のようなわたしたちを取り巻く「世界への信頼」や、社会を構成している他者全般への信頼によって、わたしたちの日々の生活は支えられています。この他者全般への信頼を「他者への信頼」と名付けました。

「世界への信頼」や「他者への信頼」が失われたら、わたしたちは、世界や他者を信頼できない怯えた野性動物のようになってしまいます。電車にも乗れなくなります。買い物にも行けなくなります。街を安心して歩くこともできなくなります。

母親への信頼が広がって「世界への信頼」や「他者への信頼」が生まれることによって、母親がそばにいなくても、母親がそばにいるのとおなじ安心の世界が生まれます。そして、一人で電車に乗れるようになります。青年期になると一人で外国旅行にも行けるようになります。

これは人間だけではありません。例えば、世界への信頼や他者への信頼が育っていないと、盲導犬にはなれません。さらに、盲導犬には犬への信頼も育っている必要があります。そのため、盲導犬の候補として育てられる犬は、生後二ヵ月までは、母犬と他の子犬と一緒に育てられます。これで犬への信頼が育ちます。

その後、人間の家庭に引き取られて、家族の一員として家族と一緒に暮らします。家族の一員として育てられることで、人間への信頼が育ちます。一匹で留守番をさせると、不安や恐怖が生まれて世界への信頼や人間への信頼を損ないます。それで、一匹で留守番をさせるのは認められていません。そして、散歩に行ったり、家族と行動をともにすることで、他の犬や他の人とも交流します。そうやってさらに犬への信頼が育ち、世界への信頼が育ち、人間への信頼が育ちます。こうして盲導犬になれる資質が育ち、一歳になると、盲導犬の学校に入って盲導犬になる訓練を受けます。

4　他者への信頼の働き

子どもの場合は、「母親への信頼」が安心を生みだしています。それで、母親を見失うと恐怖が生まれます。したがって、信頼の対象である母親は守らねばなりません。子どもは、母親が病気になったり、母親が何か困っていたりしたら、母親を守り助けようとします。

大人の場合は、「他者への信頼」が安心を生みだしています。それで、他者への信頼が失われると恐怖が生まれます。したがって、信頼の対象である他者は守らねばなりません。わたしたちは、他者が病気になったり、他者が何か困っていたりしたら、他者を守り助けようとします。幼児でさえも、まだ力はなくささやかですが、他者が何か困っていたら他者を手助けすることが知られています。東日本大震災のときには、多くの日本人が被災者の支援をしました。また、海外からも多くの支援がありました。

5　仲間意識と縄張り意識

わたしたちは、自分のテリトリーという意識を持っています。そして、自分のテリトリーを守るだけではなく、他者のテリトリーも尊重しています。始発電車で、最初に乗ってきた人は座席のはじに座ります。二人目の人はその座席の反対側のはじに座ります。三人目の人は座席の真ん中に座ります。そうやって電車の座席は埋まっていきます。一人目の人が、最初の人と知り合いでもないのに隣に座ったら、法律には触れませんが、それはもう大変なことです。二人目の人には、最初の人のテリトリーに侵入するだけのなにか特別な意図があることになります。そして、最初に座っていた人は、自分のテリトリーが侵害されたことで怒りや恐怖を感じるでしょう。

これがテリトリー意識であり縄張り意識です。わたしたちは、個としても縄張り意識を持っていますが、信頼が広がることにより、仲間意識が生まれ、仲間としての縄張り意識が生まれます。チンパンジーだと、仲間意識と縄張り意識は、お互いが見知っている群れまでしか広がらないようです。しかし、人間の「他者への信頼」はもっと大きく広がり、もっと大きな仲間意識を持つようになり、もっと大きな縄張り意識を持つようになります。それが、国民といった大きな仲間意識になり、国土といった大きな縄張り意識になります。

国民という仲間意識は、家族や親戚や友人や知人も含まれた大きな集団だからでしょうか、非常に強力な力を持っています。そして、小さな島の帰属をめぐってさえも、国民と国民が争うようになります。そして、争いがエスカレートすると、国民と国土を守るという防衛反応が生まれ、国民と国民がみずからの命を賭けても殺し合うという戦争が生まれます。

戦争が始まると、多くの若者が志願して戦場におもむきます。そして、多くの敵を殺した人が英雄になります。戦争に反対する平和主義者は、仲間への裏切り者と非難され、敵国を利する売国奴と攻撃され、敵国の為に働くスパイだと断罪されます。平和な時代には平和主義者が大勢いますが、戦争が始まると平和主義者は社会から一掃されてほとんどいなくなります（現在、兵隊にならない権利が認められている国もあります）。

国としての仲間意識や縄張り意識は、お互いがみずからの命を賭けて殺し合うという戦争を生みだすほどの強力な力を持っています。その強力な力を持った仲間意識や縄張り意識は愛国心と呼ばれています。愛国心ほどの強さはありませんが、学校には愛校心が生まれます。育った地域や故郷には郷土愛が生まれます。また、日本語には愛であることを示す言葉はありませんが、民族や宗教（宗派）

といった集団にも、その集団への愛が生まれます。そして、愛国心よりも大きな人類愛も生まれます。「他者への信頼」から、他者を守り助けるという愛が生まれ、他者を守り助けるという戦争も生まれます。他者への信頼が弱いと、他者への信頼が傷つきやすくなり、防衛反応が生まれやすくなります。逆に、他者への信頼が強固であればあるほど、他者への信頼が傷つきにくくなり、防衛反応が生まれにくくなります。そして、他者への信頼が強固であればあるほど大きな愛が育ちます。

愛国心は尊いですが、限られた愛はもろ刃の剣で、戦争も生みます。愛国心よりも大きな愛である人類愛が戦争のない平和な世界を作ります。そして、子どもの他者への信頼を大きく育てることによって、人類愛という大きな愛を育てることができます。

6 母親への信頼は、いつごろどうやって生まれるのか？

自閉症の子どもには母親への信頼が生まれていません。母親への信頼が生まれていないので、母親を認知しても安心が生まれません。家族にも信頼が広がっていかないので、家族を認知しても安心が生まれません。友だちにも信頼が広がっていかないので、友だちを認知しても安心が生まれません。自閉症の子どもには、通常の子どもに育つ「世界への信頼」や「他者への信頼」が育っていません。

しかしなぜ、自閉症の子どもには母親への信頼が生まれていないのでしょうか？　自閉症の子どもに母親への信頼が生まれていないのは、母親の育てかたの問題ではありません。母親の育てかたの問題ではないということは、自閉症の研究で確定しています。母親の育てかたの問題ではないのに、自閉症の子どもには母親への信頼が生まれていません。

逆に、母親から虐待されている子どもでも、母親への信頼が生まれています。なぜ、自閉症の子どもには母親への信頼が生まれていないのに、母親から虐待されている子どもでも母親への信頼が生まれているのでしょうか？

私は、自閉症の研究をする前は、育児論の研究をしていました。そして、子育てで一番大事なのは母親への信頼を育てることだと考えていました。しかし、母親への信頼がいつごろどうやって生まれるのか、考えたことはありませんでした。当たり前のことですが、信頼が生まれていなければ信頼を育てることはできません。それに気がついていませんでした。子どもの母親への信頼は、一体、いつごろどうやって生まれるのでしょうか？

カナー（1978）から引用します。


子どもたちは、すべて人生のまさにはじまりから極端な孤立を示しており、外界からやってくるいかなることに対しても反応しない。このことは、子どもがもちあげられたときに期待した姿勢がとれないことや、抱いている人に自分の体を合わせることができないという多くの報告に非常に特徴的に現れている。（p.53）

カナーが書いているように、生後早期から自閉症の子どもと定型の子どもとは違いがあります。ということは、赤ちゃんの母親への信頼は生後早期に生まれているはずです。赤ちゃんの母親への信頼は、一体、いつごろどうやって生まれるのでしょうか？

四　刷り込み

赤ちゃんの母親への信頼は、いつごろどうやって生まれるのかという問いを、私は抱えていました。しばらくこの問いを抱えていると、「ひょっとして刷り込みで生まれる？」とひらめきました。そこで、刷り込みで有名な動物行動学者のローレンツの本を読みました。ローレンツの本を読んでいくと、『ハイイロガンの動物行動学』という本に、次の文章が出てきました。

　ハイイロガンのヒナを隔離飼育することによって、すべての刷り込み過程を可能な限り妨げると、臆病で、一緒に行動をしようとはしないハイイロガンになる。そのような障害をもった二羽のハイイロガンを飼育用の囲い地に一緒にしておくと、しばしば向かい合った二つの隅にできるだけ互いに遠く離れて座るようになる。同種の仲間に対する彼らの反応は奇妙にメチャクチャである。この障害の現れ方は、人間において「自閉児」と記載されているものに似ている。(p.145)

飼育用の囲い地の中に、隔離飼育して刷り込みを妨げた二羽のハイイロガンを入れると、お互いに遠く離れて座りました。ハイイロガンは、人間と同じように、本来は仲間と群れを作る群居性の鳥です。しかし、刷り込みを妨げられたハイイロガンは、臆病で、仲間と一緒に行動をしようとはしないハイイロガンになりました。それどころか、お互いに遠く離れて座りました。また、仲間に対する反応は奇妙にメチャクチャでした。その障害の現れ方は「自閉児」の障害の現れ方に似ていました。

私はローレンツのこの文章を読んで、母親への信頼は、生後早期に刷り込みで生まれると確信しました。母親への信頼は、母親の子育てで生まれるのではなかったのです。母親への信頼が刷り込みで生まれるのであれば、虐待されている子どもでも母親への信頼が生まれていることを説明できます。そして、自閉症の赤ちゃんに母親への信頼が生まれていないことを説明できます。

こうして、「自閉症の原因は刷り込みの障害」という理論が生まれました。しかし本当に、赤ちゃんも刷り込みをおこなっているのでしょうか？

四章　赤ちゃんの刷り込み

始めに、刷り込みとはどのようなものなのか、刷り込みの特徴を概観します。次に、哺乳類の刷り込みを検討します。そして最後に、赤ちゃんの刷り込みを検討します。

一　刷り込みとは何か？

ハイイロガンのヒナがローレンツを刷り込んだ時の様子を、ローレンツの『ハイイロガンの動物行動学』から引用します。

最初のガンのヒナが孵化し、体を乾かしている時、私は乳母のもとにいるかわいらしいヒナを取り出し、もっと近くで見てみたいという思いを抑えることができなかった。そうこうするうち、そのヒナは私を見上げ、そして少したつと一音節の声で「置き去りにされたピーピー鳴き」を始めた。私はアヒルについての予備的な知識があったのでまったく正しく、それが泣いている声だと解釈できたのである。そこで私は、少しばかりなぐさめるような調子で答えた。すると、ガンのヒナは私の方を向き、首を前の方に突き出し、そして多音節の「ヴィヴィヴィ」と言う声を発した。この一音節のピーピー鳴きから多音節の「ヴィ」音声への変わり目を、私は泣くことから親しげな挨拶への変わり目であると理解し、首を前に伸ばすことが、挨拶の身振りと正しく解釈したのである。(p.33)

ハイイロガンのヒナが孵化して、そのピーピー鳴きにローレンツが答えたら、そのヒナはローレンツに首を前に伸ばして挨拶をしました。

絶望的に泣いていたヒナが親しげに挨拶をするようになるといった変化をもう一度観察したいと思わない人があるだろうか？　それで、私は黙ってじっと待ち、ヒナが新たに泣き始めると、親しみをこめた声で再びなぐさめた。しかし、しまいにはもう十分、ベビーシッターをしたので、ガンのヒナを抱卵中のガチョウの翼の下にもどして、立ち去ろうとした。(p.33)

ローレンツは立ち去ろうとしましたが、ヒナは「ヴィヴィヴィ」と挨拶をしながら、ローレンツの方に走り寄ってきました。ローレンツは、そのヒナをつまんで、またガチョウの翼の下に押し込みました。ところがすぐに、そのヒナはローレンツの後を追ってきました。

そのかわいそうなヒナが声高に泣きながら、つまずいたり時々は転倒したりしながらも、驚くような速さで、断固として私の後を追ってきた時は、もちろんひどく感動したが、その意味を誤解したわけではなかった。つまり、そのガンのヒナは白いガチョウではなく、私を母親と見なしていたのだ。(p.34-35)

ヒナは、親鳥とは似ても似つかないローレンツを母親とみなして後を追いかけてきました。ローレンツはそのヒナをマルティナと命名しました。そして、一年以上も寝室を共にして、母親となってマルティナを育てました。

この不思議な現象を生み出したある「もの」を、ローレンツがインプリンティング(imprinting)と名付けました。日本では、かつては刻印と訳されていました。現在は刷り込みと訳されています。刷り込みという訳は、「ヒナはローレンツを刷り込まれた」という受動態で使われることもありますが、「ヒナがローレンツを刷り込んだ」という能動態で使われることもあります。この本では能動態で使っています。

一般的には刷り込みは、ローレンツの逸話にあるように、刷り込んだ対象を母親とみなす学習だと解釈されています。しかし、「あごひげのある大きなローレンツとブロンズの中くらいの娘との区別を教えるのに、三週間以上かかった。」（『動物行動学（下）』p.342）そうです。ローレンツを刷り込んだヒナは、ローレンツでなくても、助手の女性でも後を追いかけました。ヒナはローレンツを刷り込んだというよりは「人という種」を刷り込んだのです。

ただし自然界では、「ハイイロガンのヒナは巣立ちの直後なら先に立って歩くどんなガンにもついて行くが、二、三日たつと母鳥にしかついて行かないようになる。」（『動物行動学（下）』p.339）ということです。自然界におけるハイイロガンのヒナは、はじめに「ハイイロガンという種」を刷り込みます。そして、二、三日後に「母鳥としての個」を特定します。

たとえば、牧場に行って、はじめて出会った子ヒツジに一目ぼれをして、その子ヒツジを家で飼うことに決めたとします。そのあと牧場を一周して見て回って、子ヒツジがいた元の場所に戻ってきたら、そこに子ヒツジがいっぱいいたとします。そうすると、はじめに出会ったさっきの子ヒツジがどの子ヒツジだか解らないはずです。

子ヒツジをいつも見ている牧場の人なら見分けられるのかもしれません。しかし、子ヒツジを初めて見た人は子ヒツジを見分けることはできません。みんな真っ白だし、ほとんど同じ頃に生まれているので大きさもほとんど同じです。顔だって、みんなヒツジの顔なので同じに見えます。子ヒツジと子ウマなら見分けることができても、子ヒツジを見分けることはできません。

ローレンツを刷り込んだヒナもそれと同じです。まったく何も見た経験がない孵化したばかりのヒナは、初めて見たハイイロガンや人間を見分けることはできません。視覚でハイイロガンや人間を見分けられるようになるには、ある程度の学習が必要です。ローレンツは、「ハイイロガンのヒナは、非常に特徴の異なる二人の人間を区別するより、二羽のハイイロガンを区別する方がたやすい。」（『動物行動学（下）』p.342）と驚いています。ハイイロガンのヒナは、ローレンツと助手の女性という非常に特徴の異なる二人の人間を区別するのに三週間以上かかっていますが、ハイイロガンの母鳥のことは、二、三日で見分けるようになります。これは、ハイイロガンのヒナには、ハイイロガンを見分けるなんらかの能力が生得的に具わっていることを示しています。

二　刷り込みの特徴

刷り込みには多くの特徴があります。その特徴をまとめました。

1. 単に受身で接するだけで十分である
2. 取り消すのがきわめて難しい
3. きわめて狭い発達段階に限定されている
4. 親を特定する
5. みずからの属する種が決まる

6. 種仲間が決まる
7. 性刷り込み
8. 種への共感能力が生まれる
9. 高等な種ほど刷り込みが関わる

1　単に受身で接するだけで十分である

刷り込みは、「単に受身で接するだけで十分なのである。」（『ハイイロガンの動物行動学』p.143）とローレンツが書いています。親として子どもの世話をするといった特別なことをしなくても、単に受身で接するだけで刷り込みは成立します。

ただし、種によって刷り込みが生まれる条件が異なります。ハイイロガンのヒナは、ヒナの鳴き声に応答する必要があるそうです。マガモはマガモの鳴き声で応えなければならず、だいたいマガモの大きさでなければならず、一定の速さで動かなければならないそうです。そして、条件が満たされていれば、刷り込みは数秒で成立します。刷り込みは一目ぼれのようなものです。

2　取り消すのがきわめて難しい

通常の学習は、変更したり、取り消したりするのが難しくはありません。しかし、刷り込みは、いったん獲得すると、変更したり、取り消したりするのがきわめて難しいです。この点が通常の学習とは大きく異なる刷り込みの特徴です。

3　きわめて狭い発達段階に限定されている

刷り込みをしやすい感受期と、刷り込みができなくなる臨界期があります。動物行動学者のティンバーゲンの『動物のことば』から引用します。ガンのヒナの場合です。

刷り込みのできる感受性の強い期間は、孵化後三十六時間ほどつづくが、たった十八時間離した後に育ての親と一緒にされても完全には刷り込みができなくなるのである。(p.154)

ガンのヒナの場合、完全な刷り込みができるのは、孵化後しばらくして、首を立ててあたりを見回すようになってから孵化後一八時間までです。ただし、巣のなかに長く留まるコクマルガラスなどの晩成種は、孵化後ではなく、巣立ちをする前に親の刷り込みがおこなわれます。巣立ちをする前のヒナを採ってきて育てると、人を親として刷り込みます。

4　親を特定する

ダイシャクシギの卵を孵化器でかえして育てても、人間からは逃げるばかりで、親として認めないそうです。ダイシャクシギのヒナは親の図式を生得的に持って生まれてきます（『動物行動学（上）』

p.244)。

ローレンツによれば、ダイシャクシギのように親の図式を生得的に持って生まれてくるのは一部の種に限られるそうです。鳴き鳥のナイチンゲールも、孵化直後から人が飼っても、人を親とは見なさないそうです。しかし、ほとんどの種は、親の図式は刷り込みによって生まれます。

ただし、人を刷り込んだハイイロガンのヒナであれば、親を特定した後でも、後追い行動の対象は簡単に他の人で肩代わりできます。すなわち、人から人へという養子が可能です。しかし、親鳥を刷り込んだヒナの場合は、どんなに訓練をしても、人の後を追うことはまったくないそうです。ハイイロガンのヒナの場合は、親鳥から人へという養子はできません（『ハイイロガンの動物行動学』p.144)。ハイイロガンのヒナは刷り込んだ種と同じであれば養子が可能です。刷り込んだ種の変更はできませんが親の変更は可能です。親になんらかの不幸があっても、種を刷り込んでいるので親の変更が可能だという保険が掛かっています。

5　みずからの属する種が決まる

ローレンツの『ハイイロガンの動物行動学』から引用します。

> 非常に注目すべきものでありながら、説明のむずかしい刷り込みの特性の一つは、それが刷り込みの刺激を出している個体にではなくて、種にかかわっていることである。(p.143)

ハイイロガンのヒナは始めに「種」を刷り込み、その後で、頼るべき「母親」を特定します。子どもは成長すると遅かれ早かれ親離れして自立していきます。したがって、頼るべき母親を特定するという刷り込みの機能は消えていきます。そして、親離れをした後は「種」を刷り込んだという機能が残り、刷り込んだ「種」の一員になります。

6　種仲間が決まる

ローレンツの『動物行動学（上）』から引用します。

鳥がその種仲間をいかなる状況においても生得的に、そして純粋に《本能的》にはそれと認知しておらず、したがってそれに反応しないということは、部外者にとって、まさに驚きであり信じがたいことであろう。しかし、種仲間を生得的に認知しているのはごくわずかの鳥だけである。（p.243）

一般的には、刷り込みは親を特定する働きだと考えられています。しかし、刷り込みには、親を特定する働きとともに、みずからの属する種を特定し、種仲間を特定するという働きがあります。同じ種であっても、その種を刷り込んでいないと、その種の仲間を種仲間とはみなしません。

7　性刷り込み

ローレンツが最初に育てたコクマルガラス嬢は、

二年後、性成熟するとすぐ隣に住んでいた小さくてやさしい黒髪の少女に恋をした。どのようにしてコクマルガラスが二人のそれ程異なった人間をヒト（ホモ・サピエンス）という種と判断できたのか、本当に不思議である。（『ハイイロガンの動物行動学』p.143-144）

刷り込んだ種の個体に恋をすること、これは「性刷り込み」と呼ばれています。ただし、「巣立つ頃に人間に育てられたコクマルガラスのヒナは、ヒトを親とみなすが、性行動はヒトに向けない。性行動をヒトに向けるのは、もっと早い時期に育てたときのみ生じる。」（『動物行動学（下）』p.44）ということです。コクマルガラスは種の刷り込みが先で、かなり後になってから、親の刷り込みが行われます。

ローレンツを刷り込んだコクマルガラスは少女に恋をしました。本能だと考えられていた繁殖にも刷り込みがかかわっていました。しかし、ローレンツを刷り込んだハイイロガンのマルティナは、オスのハイイロガンとつがいになりました。鳥類でも、性刷り込みをおこなう種と、性刷り込みをおこなわない種があります。性刷り込みをおこなわない種は、生得的に繁殖の相手を選ぶ図式が脳に組み込まれています。

8　種への共感能力が生まれる

ローレンツは、隔離飼育されたハイイロガンに現れた障害について、「同種の仲間に対する彼らの反応は奇妙にメチャクチャである。」（『ハイイロガンの動物行動学』p.145）と書いていました。あるとき、「つきあいのこつを心得ないのですか?」と、質問されたそうです。

この質問に唖然として顔を見つめ合った。というのは、その種の被験動物というのはまさにそういうものだったからである。彼らは表現運動を誤解し、たとえば、激しい攻撃動作ですでに突進してきている強いオスガンに求愛の試みをする。（p.146）

刷り込みを妨げられたメスのハイイロガンが、激しい攻撃動作で突進してきている強いオスガンに求愛の試みをしました。こういった同種の表現運動を誤解するというのは、同種であればあり得ないそうです。同種の表現を正確に読みとるのが同種の証しということです。

ローレンツは表現運動を誤解したとしか書いていません。しかし、オスのハイイロガンは「求愛の初期に真剣な、あるいは見せかけの攻撃が伴い」（p.320）と書いてありました。オスのハイイロガンは、求愛の初期にも見せかけの攻撃をします。そして、攻撃行動なのか求愛行動なのか、通常のメスのハイイロガンは誤解しないのですが、刷り込みを妨げられたメスのハイイロガンは攻撃行動を求愛行動と誤解したようです。

隔離飼育されて刷り込みを妨げられたハイイロガンは、同種への共感能力に障害が生まれました。そして、「つきあいのこつを心得ない」ハイイロガンになりました。この共感能力の障害によって、「同種の仲間に対する反応は奇妙にメチャクチャである。」という、自閉症の子どもと似た障害が生まれたのです。

9 高等な種ほど刷り込みが関わっている

ローレンツの『動物行動学（上）』から引用します。

鳥類の中では、刷り込みの余地のない種は、より原始的なものであると言ってもまず間違いなかろう。(p.458)

原始的な種は、親の図式や種の図式や仲間の図式を生得的に持って生まれてきます。したがって、鳥類の高等な種はすべて、親の図式と種の図式と仲間の図式は刷り込みによって生まれます。

以上、刷り込みの特徴を手短かに紹介しました。

三　哺乳類の刷り込み

鳥類の刷り込みは知られていますが、哺乳類はどうなのでしょうか。哺乳類も刷り込みをおこなっているのでしょうか？　鳥類の刷り込みが発見されたのは、鳥類の自然の子育てを観察してではありません。ハイイロガンのヒナが、親鳥とは似ても似つかないローレンツを母親と見なして後を追いかけてきたという異常な現象から、刷り込みが発見されました。

おなじように哺乳類も、自然の子育てをいくら観察しても、刷り込みという現象は発見できません。いくら観察をしても、母親が子どもを育て、子どもが母親の後を追うという、当りまえのことが当りまえに進行しているだけです。当りまえに進行している現象から刷り込みの働きを読みとるのは難しいです。したがって、哺乳類の刷り込みを見つけるには、鳥類の刷り込みが見つかったのとおなじように、刷り込みという現象が現れている異常な現象を見つける必要があります。

神戸市立王子動物園の飼育員だった亀井一成の『なくなキリンの六と甲』と『カバの茶目子のおねがい』という本に、刷り込みという現象が現れている異常な現象が載っていました。

1　キリンの刷り込み

一九五六年、キリンの子が神戸市立王子動物園で生まれました。そのときの様子を『なくなキリンの六と甲』と『カバの茶目子のおねがい』という二冊の本から引用します。

生まれた子キリンは、十分ほどで立ちあがろうとしましたが、まだ立てませんでした。そして、四十分ほどで立ちあがりました。

運わるく、親たちのフンやオシッコがたまっているところにころがり、生まれたばかりの子キリンの顔は、ウンコだらけになってしまった。当時の山本鎮郎園長はじめ、松村副園長それにわたしたちは、よごれた子キリンの鼻や口を見て、じっとしておれなくなった。

わたしは、タオルで、子キリンの鼻や口をきれいにふいてやった。それが、いけなかったのだ。おきあがった子キリンが、いよいよ母親の乳をさがしはじめたが、どうも異常だ！

母の甲は、後ろ足をひろげ、子キリンに乳をのまそうと、じっとたちどまっている。しかし、子キリンは、母の甲からすぐはなれ、なんだか、わたしたちにばかりにちかづいてきた。（『カバの茶目子のおねがい』p.137-138）

子キリンのよごれた鼻や口をきれいにふいてやったところ、子キリンはわたしたちにばかりちかづいてきました。

親がうごいてしまうと、後を追おうとはしないのだ。それどころか、わたしたちのいる方へばかり、チョコチョコと歩いてきては、小さな顔をつきだしてくるようになった。どうやら、わたしたちが親と思っているようすがうかがえる。私は心配になってきた。(『なくなキリンの六と甲』p.52)

これはだめだ! 親を嫌っている!(『カバの茶目子のおねがい』p.138)

子キリンは、人間のいる方へばかり、チョコチョコと歩いてきました。人間を親だと思っているようすでした。そして、キリンの親を嫌っていました。これはいけないということになり、全員がキリンの檻から外に出ました。

結果は、悲しいことになった。人間のほうには、近よってきたが、母親の乳をのまないまま、その第一子はそだってくれなかったのである。(『カバの茶目子のおねがい』p.138)

子キリンは人間のほうに近よってきました。そして、母キリンを嫌って母キリンの乳を飲みませんでした。このことがあって、第二子の誕生では、「もうどのようなことがあっても子キリンにさわるな!」(『なくなキリンの六と甲』p.77)と言っていたそうです。子キリンが人間のほうに近よってきたというのは、ハイイロガンのヒナがローレンツを刷り込んだ時と同じです。キリンの子が人という種を刷り込んでしまったことが原因となった悲しい出来事でした。

2 カバの刷り込み

一九六〇年、カバの茶目子の初産のときは、はやくからオスの出目男とは離して、プールを別にしていました。自然界では、カバのメスは群れから離れて出産をします。『カバの茶目子のおねがい』から引用します。

カバの場合、上野動物園などの例を参考にして、初産のときは、はやくからオスの出目男とははなしていた。

その結果、生まれた子カバは、はじめてふれたのは母の茶目子だった。

その生まれてはじめての接触を、子は記憶した。その記憶が、母親を見わけ、哺乳につながったに違いない。

ひとときも母、茶目子のそばからはなれず、つきまとうようにして、乳をのみそだってくれたのだ。（p.138）

第一子は、生まれてはじめてふれたのが母の茶目子だったので順調に育ちました。オスの出目男も同居するようになり、親子が川の字になって寝るような仲のいい家族になったそうです。ところがそれで油断をして、第二子の出産のときはオスも同じプールにいて離していませんでした。

第二産の子は、どうしたことか、茶目子のそばにいこうとはしない。なぜか、オスの出目男にばかりちかづいては、もぐっている。（p.139）

そこですぐにオスの出目男を離しました。

しかし、一昼夜がすぎても子カバは、乳をのんでくれない。時間がたつにつれて、空腹と衰弱がめだちはじめた。

母の茶目子に乳をのませるよう、あらゆる努力をこころみたが、生後二日目、第二産目の子はむなしく死んでしまったのである。（p.139-140）

カバの子が、生まれてはじめてふれたのがオスの出目男だったのです。その生まれてはじめての接触で出目男の匂いを刷り込んだのです。出目男の匂いを刷り込んだカバの子は、母の茶目子のそばには行こうとしませんでした。嗅覚（匂い）の刷り込みは、視覚の刷り込みとは異なり、始めから頼るべき母親としての個を特定しています。

神戸市立王子動物園でのキリンの子とカバの子の例は、いずれも通常の刷り込みとは異なる、異常な刷り込みの例でした。キリンの子は視覚で人という種を刷り込んでしまいました。カバの子は嗅覚で父親の匂いを刷り込んでしまいました。キリンの子もカバの子も母親の乳を飲まず死んでしまいました。このような異常な例が哺乳類も刷り込みをおこなっていることを示しています。（ゾウの出産場面を何度かテレビで見たことがあります。ゾウの出産を見守る人が大勢いて、ゾウの出産を手伝っているシーンも何度か見たことがあります。しかし、ゾウの出産では、人が手を出しても刷り込みに問題は生まれないようです。）

3　ウシ科の刷り込み

元上野動物園園長の増井光子（1978）から引用します。

ウシ科の動物では、人工哺育したオスの子は要注意と言うのが、なかば定説化しています。…角をふるってヒトめがけて突っかかって来るのです。苦労して育て上げてくれた親に向かって、恩を仇で返すようなこの態度は一見奇妙なようですが、彼らにしてみれば、ヒトとの同一化が生じた結果、ヒトは成長した彼らにとって、ライバル以外の何者でもなくなるのでしょう。

ウシ科の動物は、成長すれば角をふるってのスパーリングをおこなって、順位を決めてゆきます。これは、同輩・先輩を問わずおこなわれます。（スパーリングは練習で決闘ではない。）だから育ての親に向かってくる子供たちは、いまそこにはライバルがいるとの思いで、角をふるってくるのでしょう。親元で育った場合は、ヒトはあくまで別種でしょう。自分とは関係ない種類として無視するか、捕えられるかも知れないという恐怖心から、離れたところで見ているものです。

（p.229）

人工哺育されたウシ科の動物は、ヒトを同じ種だとみなして、角をふるってヒトめがけて突っかかって来ます。増井は、「ヒトとの同一化が生じた」と書いています。しかし、刷り込みにはみずからの属する種を特定するという機能があります。したがって、ヒトを同じ種だとみなしたということは、人工哺育されたウシ科の動物がヒトをみずからの属する種として刷り込んでいることを示しています。

4　ネコの刷り込み

我が家はネコを飼っています。長年、私は育児論の研究をしていました。それで、母ネコの子育てと子ネコの成長から多くのことを学んでいました。そのような訳で、ほとんどいつもメスネコが我が家にいて子ネコを産んでいました。

子ネコが産まれる前に、段ボール箱の横に穴を開けた出産場所（巣箱）を作ります。母ネコはいつもその巣箱の中で出産しました。子ネコが産まれて数時間して、巣箱の穴から中を覗くと、入り口に近いところにいる子ネコが「フー！」と怒って、まだ歯は生えていないのですが、牙をむき出して威嚇する仕草をします。

産まれたばかりの子ネコはまだ目は開いていません。母ネコの匂いとは異なる匂いが接近してきたので威嚇したのです。しかし、ほぼ一回で怒らなくなります。次からは、覗き込んでも怒りません。問題になるようなことは何も起きなかったので、怒らなくてもよいと学習したのです。

子ネコは産まれて一週間ほどで目が開きます。そのころに覗き込むと、私のことを怒らなくなっていた子ネコが、また、「フー！」と、私の顔を見て威嚇します。今度は、母ネコとは異なる顔が接近してきたので威嚇したのです。これも、ほぼ一回で怒らなくなります。子ネコは学習が早いです。

ある夏、子ネコを五匹出産してから三時間ほどで、巣箱の中にいた母ネコが水を飲みにお風呂場に行きました。その間に、一匹の子ネコを巣箱の穴から十センチほど離れた外に出しました。すると子ネコは、「にゃー」と小さな声で一回鳴いて、鼻を上に向けてしばらく匂いを嗅いで、巣箱に向かって這っていって巣箱に戻りました。

次の子ネコもおなじように実験しました。初めの子ネコとおなじように、「にゃー」と小さな声で一回鳴いて、鼻を上に向けて匂いを嗅いで、這って巣箱に戻りました。そして、次の三匹目の子ネコは、鳴かないで巣箱に戻ろうとしましたが、途中で横にころんと転んで、少し大きな声で「ニャー！」と鳴きました。すると、母ネコがあわてて戻ってきて、子ネコをくわえて巣箱に連れて戻りました。それで、実験は終わりました。

産まれたばかりの子ネコは、巣箱から出ていった母ネコを追いかけるだけの運動能力はまだありません。しかし、巣箱から出されると、巣箱の匂いを嗅いで巣箱に這って戻りました。巣箱には母ネコの匂いが充満しています。したがって、巣箱に這って戻った子ネコの行動は、母ネコへの後追い行動となじ意味を持っています。そしてこれは、すでに子ネコが母ネコの匂いを刷り込んでいることを示しています。

子ネコは生まれて早期に、嗅覚で私を威嚇しました。そして目が開くと、視覚で私を威嚇しました。私を威嚇するという行動は、母ネコ以外を拒否している行動です。したがって、私を威嚇して拒否したという行動だけでも、母ネコを刷り込んでいることを示しています。子ネコは、出産後早期に嗅覚で母ネコの匂いを刷り込み、次に、目が開くと視覚で母ネコの顔を刷り込んでいました。

子ネコの私への威嚇といった強い拒否反応はすぐに消えます。しかし、しばらくの間は、私が子ネコを両手で包んで私の顔の前に持ってきても、顔をそむけて目を合わせようとはしません。威嚇という強い拒否反応はほとんど一回で消えますが、顔をそむけて目を合わせないという軽い拒否反応はしばらく続きます。

そんな子ネコも、生まれて三週ごろになると巣箱から出てきて探索を始めます。巣箱から出てくるというのは、巣箱の外の世界への拒否反応が消えたことを示しています。そして、巣箱の近くの世界が安心の世界になったことを示しています。

生後五週ぐらいになると、私の膝の上に来て眠ることもあります。そして、子ネコが遊び疲れて眠りそうになっているときに、子ネコに顔を近づけて目を見つめると、子ネコも私の目を見つめます。そのまま目を合わせていると、目を合わせたまま、「とろ〜ん」と、目を閉じて眠っていきます。また、私がベランダに行けばベランダについて来るようになります。そして、私がお風呂に入ればお風呂場にもついて来るようになります。私への信頼が生まれています。刷り込みによって生まれた母ネコへの信頼が私へも広がっています。

ローレンツは、母鳥を刷り込んだハイイロガンは、人の後を追うように学習させることはできないと書いていました。しかし、刷り込みによって生まれた母親への信頼が飼い主にも広がるというのが、イヌやネコの特徴です。

四　赤ちゃんの刷り込み

哺乳類では、キリンもカバもウシもネコも刷り込みをおこなっていました。では、人間の赤ちゃんはどうなのでしょうか?

1　刷り込み否定論

乳幼児を研究したルネ・スピッツはローレンツと親交がありました。当然、刷り込みのことを知っていたはずです。しかしスピッツ（1965）は次のように書いています。

> 八ヵ月不安の現象は、子供が他のいろいろな人の顔の間にある母親の顔に、特別な地位を与えることを意味するものである。（p.61）

八ヵ月不安の現象というのは、生後六ヵ月ごろから現れる人見知りのことです。スピッツは、子どもが人見知りをするのは、「母親の顔に、特別な地位を与えることを意味する」と書いています。したがって、生後六ヵ月ごろまでは、母親の顔に特別の地位は与えられていないという解釈です。スピッツは赤ちゃんの生後早期の刷り込みを認めていません。

ローレンツの『人間性の解体 第二版』から引用します。

生後五ヵ月から八ヵ月の間に、個々の人間を識別する能力と、そして同時にそのことによって一定の個々人への、自然の条件のもとではもちろん母親への結びつきが発達する。(p.197)

ローレンツも、生後五ヵ月から八ヵ月の間に、「個々の人間を識別する能力」と「母親への結びつきが発達する」と書いています。したがって、ローレンツも赤ちゃんの生後早期の刷り込みを認めていません。

2 刷り込み肯定論

小児科医の小林登(1993)から引用します。

母親の匂い（体臭＋母乳の匂い）は、わが子の心に刷り込まれて、子どもは母親を母親として認識するようです。（p.84）

小林は赤ちゃんの刷り込みを認めています。カバの子もネコの子も匂いで刷り込みをおこなっていました。

未熟児に対してのカンガルー抱っこを日本に初めて導入した聖マリアンナ医科大学の堀内勁（1999）から引用します。

出産の際には、母体をその生理的な大変さに耐えさせるために大量のアドレナリンが分泌されます。アドレナリンが分泌されると心身が興奮状態になりますから、出産で疲れてはいてもお母さんは特有な高揚状態にあり、六時間ほどは眠れません。一方の赤ちゃんも、誕生後二時間ぐらいははっきりと目覚めています。

双方が起きているこの最初の二時間の間に、一緒にいることでお母さんの脳にも赤ちゃんの脳にも刷り込みが起こるのではないでしょうか。私はそう考えています。（p.185）

堀内も赤ちゃんが刷り込みをおこなっていると考えています。小林も堀内も赤ちゃんに詳しい赤ちゃんの専門家です。赤ちゃんの専門家が赤ちゃんの刷り込みを認めています。しかし、赤ちゃんが刷り込みをおこなっていることを証明するような具体的な例は示されていませんでした。

3 人見知りと三ヵ月微笑

これまで、生後六ヵ月ごろから生まれる人見知りは、スピッツやローレンツが書いているように、母親と他の人と識別できるようになったことを意味していると解釈されてきました。そして、赤ちゃんは生後六ヵ月ごろまでは母親を特定していないと解釈されてきました。しかし、この解釈は明らかに間違っています。

小児科医の柳澤慧（1990）から引用します。

乳児の一ヵ月検診になると、すぐ近くにいる私や看護婦さんなどには目もくれず、赤ちゃんから一メートルは離れてわきに立っているお母さんを目でずっと追っているのにはいつも驚かされます。（p.27）

イギリスの発達心理学者、ヴァスデヴィ・レディ（2015）から引用します。

実験室に入ってくる三〜四ヵ月児は部屋のあちこちを見回しているのが特徴で、それは二ヵ月児の場合は母親の顔ばかりじっと見続けていることと対象的である。（p.148）

生後一ヵ月でも生後二ヵ月でも、赤ちゃんはお母さんばかり見ています。それは、お母さんを特定していて、お母さんが好きになっていることを示しています。そして、生後三ヵ月ごろになると、赤ちゃんはあちこちを見回すようになり、誰にでも微笑むようになります。スピッツはこの現象を「三ヵ月微笑」と名付けました。「三ヵ月微笑」はどのような意味を持っているのでしょうか。

たとえば、新婚の奥さんは、朝、夫を見送るときに笑顔で見送ります。夫がいなくても笑顔の奥さんにとって、八百屋のおやじさんにも肉屋のおやじさんにも笑顔を振りまきます。買い物に行っても、八百屋のおやじさんにも笑顔を振りまきます。

夫はいてもいなくてもどうでも良い存在でしょうか。そんなことはありません。彼女が新婚であることを知っている人であれば、彼女の明るくて幸せそうな行動から、夫との新婚生活がうまくいっていることを読みとります。ところが、彼女が新婚であることを知らない人だと、誰にでも笑顔を振りまく女性としてしか読み取れません。

それと同じです。「三ヵ月微笑」は赤ちゃんとお母さんの関係が良好であることを意味しています。しかし、スピッツは「三ヵ月微笑」の赤ちゃんを、誰にでも笑顔を振りまく赤ちゃんだと読み取りました。そして、誰にでも微笑むので、まだ母親を特定していないと解釈しました。そして、生後六ヵ月ごろから生まれる人見知りで、母親を特定したと解釈したのです。

しかし、赤ちゃんは生後一ヵ月でもお母さんを特定しています。そして、お母さんが好きになっています。したがって、人見知りは母親を特定したことを意味するのではありません。では、人見知りは何を意味しているのでしょうか?

4　恐怖の成熟

アカゲザルで実験をおこなったアメリカの心理学者であるハリー・ハーロー(1985)によれば、アカゲザルの場合は、恐怖反応は生後七十～九十日で成熟するということです(p.262)。

精神科医のグッドウィン(1988)によれば、ヒトの場合は、恐怖は生後六～十二ヵ月ごろに生まれてくるそうです。さらに「腰から下が麻痺している人は恐れや怒りを感じるが、首から下が麻痺した人は、こうした情動をそれほど感じない。」(p.12-13)と書いています。腰から下が麻痺している人は、足は動かせませんが手は動かせます。それにたいして、首から下が麻痺した人は、手も足も動かせません。手も足も動かせない人は、恐れや怒りをそれほど感じないというのです。

ネコの場合は生後四週ごろに恐怖が生まれてきます。生後四週前までは、私がくしゃみをしても、突然大きな音がしても、巣箱のダンボール箱を叩いても、眠っていると身体がピクっと反応するだけで目も覚ましません。しかし、生後四週を過ぎるころから、私がくしゃみをしただけでも、眠っていても飛び起きて逃げるようになります(はじめは逃げますが、数回で逃げなくなります)。また、大きな音を出して動き回る掃除機も、生後四週前までは逃げないで眺めています。しかし、生後四週を過ぎるころから飛んで逃げるようになります。

飛んで逃げるようになるのは「母ネコに特別な地位を与えた」からではありません。また、「母ネコと掃除機と識別できる能力が発達した」からでもありません。母ネコと掃除機は似ても似つかない形をしています。生後一週間ほどで子ネコの目が開くと、子ネコは覗きこんだ私を威嚇しました。子ネコは生後一週間で私と母ネコと識別しています。その子ネコが、母ネコと掃除機を識別できる能力が生後四週まで発達していなかったという解釈はありえません。

それまで怖がらなかった掃除機を怖がるようになるのは、恐怖が生まれてきたからにほかなりません。

サルもヒトもネコも、生まれた時から恐怖があるのではありません。キリンやウマは早成種なので生後早期に走れるようになります。それに対して、サルもヒトもネコも晩成種なので、ある程度のスピードで移動できるようになるには日数がかかります。動物の赤ちゃんは動けないうちは恐怖をあまり感じず、ある程度動けるようになってから恐怖を感じるようになっています。動けなければ、恐怖を感じても逃げることができません。動けないうちは恐怖をあまり感じないというのは、動物の赤ちゃんとして理にかなっています。

人間の赤ちゃんも、ある程度動けるようになる生後六〜十二ヵ月ごろに恐怖が生まれてきます。恐怖が生まれてくることで、それまでは怖れなかった見知らぬ人を怖れるようになるという人見知りが生まれてきます。したがって、人見知りは、母親と見知らぬ人と識別できるようになったことを意味しているのではなく、赤ちゃんに恐怖が生まれたことを意味しています。

5　母親の認知

私は赤ん坊を育てたことがありますが、赤ん坊はオッパイを飲んで寝ているだけだと思っていました。しかし、さまざまな実験によってそうではないことが解ってきました。

①お母さんの匂いと、お母さんの顔

発達心理学者のフィリップ・ロシャ（2004）から引用します。

出生後数時間で、新生児は自分の母親の身体の匂い、母乳の匂い、そして、羊水の匂いでさえも、見知らぬ女性のものと弁別することができる（Marlier,Schaal,and Soussignan 1998）。このことは、ベビーベッドにいる新生児の左右にそれぞれ母親の匂い、そして母親とは違う匂いを染み込ませた綿を置くという実験によって確かめられた。新生児の頭部定位の記録は、彼らが生後数時間で母親の匂いのほうを選好し、定位することを明らかにした。（p.88）

新生児は、生後数時間で、母親の身体の匂い、母乳の匂い、羊水の匂いを他の女性の匂いと弁別し、母親の匂いのほうを選好しました。

近年、新生児において、自分の母親の顔の像と、髪の色や肌の色（明るさ）のような全体的な特徴を母親の顔に一致させた、見知らぬ女性の顔の像とを区別することができるという驚くべき

報告がなされた。生後四八時間に満たない乳児が自分の母親の顔を見知らぬ女性の顔よりも有意に長く見ることが明らかになっている。（p.146-147）

生後四八時間に満たない乳児が、自分の母親の顔を見知らぬ女性の顔よりも長く見ることが明らかになっています。

②お母さんの声

ソニーの創立者の一人であり幼児教育にも貢献した井深大が、『親と子の絆』という本の中で、ベネズエラの国立産院での経験を書いています。

お母さんが出産で入院するのは三日間だけ。二日目に、赤ちゃんを真ん中にして、お母さんが一方から、反対側から他の人が、その子の名前を呼ぶ。何回やっても、お母さんの方を向く。お母さんに、あなたと赤ちゃんとの絆がいかに強いかということの証拠を見せてあげる為に、行われている。（p.284）

赤ちゃんは、生後二日目には、お母さんの声と他の人の声と識別し、お母さんの方を向きます。赤ちゃんは、生後数時間で母親の匂いを弁別し、母親の匂いのほうを選好しました。そして、生後四八時間に満たずして母親の顔を区別して長く見ました。また、生後二日で母親の声の方を向きました。そして重要なのは、識別しているだけではなく、お母さんの匂いも、お母さんの顔も、お母さんの声も、好きになっているということです。

心理学者のアリソン・ゴプニック（2003）は、「産まれて最初は、人の顔や声に心を奪われていますが、二、三日すると見慣れた顔や声に特に興味を示すようになります。」（p.223）と書いています。しかし、見慣れた顔や声に特に興味を示すようになるという表現は控えめです。見慣れた顔や声に特に興味を示すようになるというのは、お母さんを好きになっているということを示しています。

赤ちゃんは、最初は人の顔や声に心を奪われていますが、二、三日するとお母さんの顔や声が好きになります。これは、はじめに「種」を特定し、二、三日すると「親としての個」を特定するという、ハイイロガンのヒナの刷り込みと同じです。もしも赤ちゃんが歩ければ、お母さんの後を追うはずです。したがってこれは、赤ちゃんが刷り込みをおこなっていることを証明しています。

6　新生児人見知り

刷り込みがおこなわれると、刷り込んだ種や刷り込んだ個体への後追い行動が生まれます。また、それとは逆の反応である、他の種や他の個体への拒否反応が生まれます。したがって、後追い行動が生まれないネコやヒトのような晩成種の場合は、後追い行動では刷り込みがおこなわれたことを確認できませんが、他の種や他の個体への拒否反応が観察できれば、刷り込みがおこなわれたことを確認できることになります。

王子動物園で生まれたキリンの子どもは人を刷り込み、母キリンを嫌い母キリンの乳を飲みませんでした。カバの子どもは父親の匂いを刷り込み、母親のそばに行かず乳を飲みませんでした。また、子ネコは私の匂いで私を威嚇し、私の顔を見て私を威嚇しました。

子ネコが私を威嚇するという強い拒否反応はほとんど一回で消えるので、この拒否反応は新生児期にしか観察できません。それで、刷り込みによって生まれるこの拒否反応のことを「新生児人見知り」と名付けました。次に、赤ちゃんの「新生児人見知り」の例を紹介します。

小児科医の小西行郎（2003）から引用します。ＮＩＣＵ（新生児集中治療室）の未熟児の例です。

未熟児の赤ちゃんは、いつもマスクをした看護師といっしょにいます。ある日、面会に来たお母さんの顔を見て、赤ちゃんが泣き出したことがありました。そのお母さんにマスクをつけてもらったら、赤ちゃんは泣きやみました。赤ちゃんは、マスクをしている看護師をお母さんと思ったのかもしれません。こうしたことからも、人間の赤ちゃんにもインプリンティングがあることは確かです。（p.44）

この事例は、赤ちゃんがマスクをつけた看護師の顔を刷り込んでいたことを示しています。（マスクをした口のない顔を刷り込んだ赤ちゃんが、マスクをしていない口のある顔を拒否したという現象は「新生児人見知り」です。）小西は、「人間の赤ちゃんにもインプリンティングがあることは確かです。」と、赤ちゃんの刷り込みを認めています。この赤ちゃんはお母さんに抱かれて退院したそうです。

7 新生児分離不安

「新生児人見知り」以外にも、刷り込みを確認できる行動があります。ハイイロガンのヒナはローレンツの後を泣きながら追いかけました。また、生まれて三時間ほどの子ネコを巣箱から出したとき、子ネコは「にゃー」と鳴いてから巣箱に這って戻りました。巣箱から出されただけで鳴いたというだけでも、母ネコの匂いを刷り込んでいたことを示しています。したがって、お母さんから分離されたときに泣くといった行動が観察できれば、お母さんを刷り込んでいることを確認できることになります。

日本でただ一人、家庭出産を行っていた産婦人科医の大野明子の『分娩台よ、さようなら』（1999）から引用します。大野は、自分が長男を出産したときにさんざんな目に合い、「これじゃない」と思いました。東大で地球科学の研究をしていた地球科学者でしたが、より良いお産を目指して、三十歳になってから医学部に入って産科医になりました。出産直後からお母さんに抱かれていた赤ちゃんの例です。

体重を測り、洋服を着せるだけの間の、ごくわずかな時間、お母さんからほんの少し、三〇センチほど離されただけなのに、さっきまで静かだった赤ちゃんが泣いたりします。お母さんにもう一度抱っこされると、すぐに泣きやみます。生まれたときから赤ちゃんは、お母さんがこんなに好きです。(p.261)

生まれた直後からお母さんに抱かれていた新生児は、お母さんからほんの少し離されただけで泣いています。巣箱から一〇センチほどだしたときの子ネコと同じです。大野はこの現象を「生まれたときから赤ちゃんは、お母さんがこんなに好きです。」と書いています。しかし、生まれたときからお母さんが好きということはありえません。生まれたばかりの赤ちゃんは誰が頼るべきお母さんなのか知らないからです。

生まれたばかりの赤ちゃんが、誰が頼るべきお母さんなのかを特定するというのが、刷り込みの働きです。新生児がお母さんから離されると泣いたのは、すでにお母さんを頼るべき母親として匂いで特定していることを示しています。また、もしも新生児が歩ければ、お母さんの後を追うということを示しています。そして、お母さんを刷り込んでいることを示しています。お母さんから離されたときに泣くというこの現象を、「新生児分離不安」と名付けました。

私の孫が生まれた時のことです。朝、息子から孫が早朝六時に生まれたという電話がありました。助産院で生まれる予定だったのですが、難産になって病院で生まれたということでした。お昼ごろに面会に行きました。お母さん(息子の嫁)と孫は個室にいて、孫はお母さんに抱かれていました。お母さんから「どうぞ！」と孫を手渡されて抱いたのですが、しばらくすると泣きだしました。あわててお母さんに返すとすぐに泣きやみました。わたしの抱き方が悪かったのかと思ったのですが、かみさんが抱いても、しばらくすると泣きだして、お母さんに返すとすぐに泣きやみました。孫が泣いたのは私の抱き方のせいではありませんでした。

大野が書いていた新生児と同じでした。お母さんから離されると泣き、お母さんに戻されると泣きやみました。お母さんから離されると泣いたというのは「新生児分離不安」です。すでに、お母さんを頼るべきお母さんとして特定していました。

ハイイロガンやキリンやカバなどの早成種は、生後早期に動けるようになるので、親への後追い行動で刷り込みがおこなわれたことを確認できます。それに対しヒトやネコなどの晩成種は、生後早期にはほとんど動けないので、親への後追い行動では刷り込みを確認できません。しかし、「新生児人見知り」や「新生児分離不安」が観察できれば、刷り込みを確認できます。そして、赤ちゃんにも「新生児人見知り」や「新生児分離不安」が観察できました。

さらに、赤ちゃんは生後早期にお母さんの匂いが好きになり、生後二、三日すると、お母さんの顔や声が好きになります。これも、赤ちゃんが刷り込みをおこなっていることを証明しています。刷り込みは鳥類で知られていましたが、哺乳類も刷り込みをおこなっていました。そして、人間の赤ちゃんも刷り込みをおこなっていました。

生まれたばかりの赤ちゃんは、誰が頼るべき母親なのかわかりません。しかし、キリンやカバなどの早成種の赤ちゃんは、出産後早期に頼るべき母親を特定する必要があります。出産後早期に、そばにいるだけで安心が生まれ、離れると不安が生まれるという、頼るべき母親を特定することで、母親を見失わないように後を追いかけるようになります。そして、未知の世界で、赤ちゃんが無事に生きて行くことができるようになります。

また、ネコや人間といった晩成種の赤ちゃんも出産後早期に頼るべき母親を特定していました。私にとって、赤ちゃんが刷り込みをおこなっているという発見は大きな喜びでした。というのも、刷り込みによって、生まれたばかりの赤ちゃんにお母さんへの信頼が生まれるからです。そして、お母さんのそばにいるだけで安心して過ごすことができるようになるからです。また、人という種を刷り込むことによって、人という種が仲間になります。そして、お母さんにもしものことがあっても、他の人で母親の肩代わりができるようになっています。

刷り込みによって、生まれたばかりの赤ちゃんにこんなに貴重な機能が生まれます。刷り込みには魔法のような力があります。刷り込みは、遺伝子が子孫を残すために編み出した戦略だったのです。

ただし、刷り込みに障害がある自閉症の子どもにとっては、苛酷な人生をスタートせざるを得ないという結果をまねきます。

五章　自閉症の特徴

自閉症には多くの特徴があります。これまで、自閉症の多くの特徴を一つの理論で説明することはできませんでした。しかし、自閉症の多くの特徴を刷り込みの障害という理論で説明できることを示します　始めに自閉症の代表的な特徴を六つ挙げました。

①自閉症スペクトラムという連続性
②社会性（対人関係）の障害
③コミュニケーション（言葉）の障害
④想像力の障害（興味・関心の偏り）
⑤感覚過敏と感覚遮断
⑥性への関心の薄さ

①自閉症スペクトラムという連続性は、最近になって指摘されるようになった自閉症の特徴です。自閉症の子どもでは、まったく言葉がない子どもがいます。また、言葉があっても、「ぼうし」や「コマ」といった単語だけで、会話ができない子どもがいます。また、会話ができても、少し話をしただけで、イントネーションや話し方や話の内容などで自閉症だとわかる子どもがいます。また、しばらく会話をしても、自閉症だとはわからないような子どももいます。こういった、同じ障害とは思えないぐらいの大きな幅がある障害として、自閉症スペクトラムという名称が使われるようになりました。

②社会性（対人関係）の障害は、乳児期には母子関係の障害が目立ちます。幼児期には友だちと遊ばないといった友だち関係の障害が目立ちます。

③コミュニケーション（言葉）の障害は、言葉がなかったり、言葉があっても会話ができなかったり、会話ができても話し方や話の内容が変わっていたり、普通に会話ができても妙に変わった所があるといった障害です。

④想像力の障害（興味・関心の偏り）は、同一性への固執や、過度に限定的で固執した興味などです。現在は、想像力に障害があるので、同一性に固執し興味が限定的になると解釈されています。

この三つの障害が明らかに現れている場合は自閉症と診断されます。自閉症であっても、通常学級で授業を受けられるような、知的にも情緒的にもそれほど問題のない子どもは高機能自閉症と診断されます。また、言語能力に遅れがなく、③コミュニケーションの障害がそれほど目立たない子どもはアスペルガー（症候群）と診断されます。そして、この三つの障害が、注意深く観察しないとわからないような子どもは、非定型自閉症や広汎性発達障害と診断されます。

二〇一三年に改定されたアメリカのDSM-5精神疾患の診断・統計マニュアルでは、自閉症、高機能自閉症、アスペルガー症候群、そして、非定型自閉症や広汎性発達障害といった一連の障害をまとめて、自閉症スペクトラムとして診断をするという指針に変更されました。

⑤感覚過敏と感覚遮断は、DSM-5で新たに自閉症の診断基準に加えられた自閉症の特徴です。味覚過敏、嗅覚過敏、触覚過敏、視覚過敏、聴覚過敏などがあります。また、大きな音がしても反応しないといった感覚の鈍さが感覚鈍麻《どんま》と呼ばれています。この本では感覚鈍麻という言葉ではなく、感覚遮断という言葉を使っています。

⑥性への関心の薄さは、レオ・カナーもハンス・アスペルガーも指摘していました。レオ・カナー(1978)が一九七一年におこなった自閉症児の追跡調査では、九六名全員が結婚していませんでした(p.209)。ハンス・アスペルガーも「多くの自閉症の人々が孤立的生活を送り、結婚して子供を儲けることをしません」と書いていました。

以上の六つが自閉症の代表的な特徴です。この六つの自閉症の代表的な特徴を、刷り込みの障害という理論で説明できることを示していきます。

一　完全ではない刷り込み

四章で紹介したように、ティンバーゲンは、ガンのヒナの場合は「刷り込みのできる感受性の強い期間は、孵化後三十六時間ほどつづくが、たった十八時間離した後に育ての親と一緒にされても完全には刷り込みができなくなるのである。」と書いていました。

刷り込みは完全ではない場合があります。また、孵化後一八時間を過ぎると刷り込みが完全にはできなくなり、孵化後三六時間を過ぎると刷り込みができなくなるということは、孵化後一八時間より遅れると、刷り込みが完全ではなくなるという度合いが増していき、孵化後三六時間を過ぎると刷り込みがまったくできなくなると推測できます。

刷り込みが完全ではなくなるというもうひとつの例を、元上野動物園長の増井光子（1978）から引用します。

まだ卵がヒビ入らないうちに孵卵器に移してかえした場合と、親元にいて、嘴打ちが始まってから、孵卵器に移した場合で、ヒナの人間に対する馴れ方が違うのです。嘴打ちとは、孵化するときに中のヒナが卵をつついて、ヒビ入らせる行動を言います。嘴打ちが始まってから孵卵器に移し、そこでかえったヒナは、ヒトに対してどこかよそよそしいところを残しています。……ツルのヒナたちは、孵化する前に本当の親の声を刷り込まれていると言えましょう。（p.48-49）

ティンバーゲンの例や増井の例でわかるのは、刷り込みは出来たか、出来なかったかという二者択一ではないということです。刷り込みが遅れた場合や、ヒトの声を刷り込む前に親鳥の声を聞いていた場合など、刷り込みが完全ではなくなるという連続性が存在します。自閉症スペクトラムという連続性は、刷り込みが完全ではなくなるという連続性で説明することができます。

二　母親を特定し種仲間を特定

②の社会性の障害は対人関係の障害とも言われています。対人関係の障害としては、乳幼児期には母子関係の障害が目立ちます。幼児期には友だち関係の障害が目立ちます。

1　母子関係の障害

赤ちゃんは生後二ヵ月ぐらいまで、お母さんしか見ていないというぐらいお母さんが好きです。そして、お母さんに抱かれるのが好きです。生後三ヵ月ぐらいになると、お母さんに抱かれるときに、抱かれるのを予期した姿勢をとるようになります。ところが、自閉症の子どもは、赤ちゃんのときに抱かれるのを予期した姿勢をとらなかったという例が多いです。それどころか、テンプルは抱こうとした母親をひっかきました。デールは、はいはいを始めると母親から離れていきました。

自閉症の子どもは歩けるようになってもお母さんの後を追いません。自閉症の子どもがお母さんの後を追わないのは、お母さんへの信頼が生まれていないからです。母子関係が生まれていないという自閉症の特徴は、頼るべき母親を特定するという刷り込みの障害として説明することができます。

2　友達関係の障害

グニラ・ガーランド（2000）が保育園に初めて行った日です。小学校に入る前の年です。

私の知らない人の顔は、みんな空っぽだった。ということはつまり、うちの家族以外はほとんど誰も、顔を持っていなかった。私は、あの顔のない顔たちも、実は、私の知っている人たちと同じ人間なのだということに、まだ気づいていなかったのである。

顔のない顔たちは、家具と同じで、中身がなかった。だから、家具と同じように、部屋の付属品なのだと思っていた。つまり、私がたまたま見かけたときにいた、その同じ部屋に、ずっといるものだと思っていた。大人であるとか、子どもであるとも思わなかったし、自分の意志であちこちの部屋を移動するなんて思ってもみなかった。ソファーは勝手によその部屋に行ったりしない。それと同じだった。（p.68-69）

グニラは保育園にいた子どもたちが、自分と同じ人間だということ、そして自分の仲間だということにまだ気づいていませんでした。家具と同じように部屋の付属品なのだと思っていました。

自閉症の子どもは保育園や幼稚園で、ほかの子どもと一緒になって遊びません。これは、種仲間が決まるという刷り込みの障害として説明することができます（ただし、成長すると友だちができる自閉症の子どももいます）。

三　みずからの属する種を特定

刷り込みには、母親を特定し種仲間を特定するという機能だけではなく、みずからの属する種を特定するという機能があります。自閉症の人には、人という種とは異質というぐらい、人という種とは違いがあります。

1　異星人

オリヴァー・サックスの『火星の人類学者』から紹介します。

サックスは自閉症のことを書くためにテンプルの取材に訪れました。テンプルはサックスに、『ロミオとジュリエット』や『ハムレット』はわけがわからなかったと語りました。そして、そういうとき、わたしは火星の人類学者のような気がしますと語りました（p.274）。『火星の人類学者』というこの本のタイトルは、テンプルのこの言葉から来ています。テンプルは自分のことを、地球に住んでいる人類という生物を研究している、火星に住んでいる人類学者のように感じています。

泉流星が書いた本は『地球生まれの異星人』というタイトルです。泉流星は、大学を卒業し就職してから困るようになり、アスペルガーと診断されました。この本のまえがきに、「私は少し変わった脳を持ち、そのために普通の人とは違った異星人マインドを持っている。」と書いています。そして、「日本的な『普通』や『常識』は通用しない相手、一種の異文化圏の人と思って接していただければありがたい。」と書いています。

グニラ・ガーランド（2000）も、「私の家族と私とは、まったく別の世界に住んでいた。わたしたちが同じ惑星の生物だなどとは、とても思えないほどだった。」（p.10）と書いています。

テンプルも泉もグニラも、自分は人という種とは異なるという趣旨のことを書いています。これは、みずからの属する種が決まるという刷り込みの障害として説明することができます。

2　縄張り感覚

縄張り（テリトリー）を形成する種があります。オスネコはおしっこをかけて自分の縄張りを示します。ウグイスの鳴き声もメスを誘う意味と縄張り宣言の意味があります。そして、こうした縄張り宣言を感じとるのは同種に限られます。鳥の縄張りは種が異なれば縄張りが重なっていても争いません。同種だけが縄張りを感じとり、縄張りで争い、そして、縄張りが重ならないように住み分けます。住宅街では人間が自分の縄張りを張っています。そして、人は人の縄張りを感知します。人はお互いの縄張りを尊重し、他者の縄張りに無断で侵入することはまずありません。他者の縄張りに入るときには、挨拶をして、その縄張りの主から許可が下りてから入ります。縄張りの主に無断で侵入したら、人間社会では犯罪行為とみなされて処罰の対象になります。

しかし人は、どのオスネコの縄張りでも無断で侵入します。オスネコのおしっこの匂いがしてもオスネコの縄張りを感知しないし、尊重もしません。オスネコも、自分の縄張りに人間が入ってきても、オスネコが入ってきたときのように争ったりしません。また、ネコも人の縄張りを感知しません。よその人の庭でも、よその人の家でも、無断で入ります。追い払われたら逃げるだけです。

自閉症の子どもには、よその人の家という、人という種としての縄張り感覚がありません。日本自閉症協会の『自閉症ガイドブック　シリーズ1　乳幼児編』(2001)から引用します。明石洋子の息子さんは、小さいころ、家から素早く逃げ出していたそうです。

> しかも見つかるときは、よそのお宅やお店に入り込んで、勝手に食べたり飲んだり壊したり取ったり、いたずらばかり。(p.91)

謝ってばかりの毎日だったそうです。よその家に無断で入るのは、同種なら持っているはずの、人という種としての縄張り感覚を持っていないからです。縄張り感覚は、算数を身につけるように、学習して知識として身につけるしかありません。

定型の子どもは、診察室に入るとまず、その部屋で椅子に座っている人（医師）に注目します。そこは自分の縄張りではなく、他者の縄張りであることを感知しています。そして、その縄張りの主であると思える医師にたいして、自分はどのように振る舞えばよいのかを探ります。

ところが、自閉症の子どもは、診察室に入ってきても、他者の縄張りであるという感覚がありません。また、その部屋で椅子に座っている医師がその縄張りの主であるという感覚もありません。それどころか、その部屋にいる医師に注目もしません。その部屋にいる医師はその部屋にある机や椅子と同じレベルの存在です。それで、自閉症の診断に慣れた医師であれば、診察室に入ってきて椅子に座る前に、その子どもが自閉症だとわかるのです。

ネコでもウグイスでも、同種に対しておのずと具わっている縄張り感覚が、自閉症の子どもには備わっていません。これは、自閉症の子どもが人という種を刷り込んでいないという刷り込みの障害として説明することができます。

3　認知の違い

テンプル・グランディンの『自閉症の才能開発』から引用します。

絵で考えるのが私のやり方である。言葉は私にとって第二言語のようなものなので、私は話し言葉や文字を、音声つきのカラー映画に翻訳して、ヴィデオを見るように、その内容を頭の中で追っていく。だれかに話しかけられると、その言葉は即座に絵に変化する。言語で考える人たちにとって、これは理解しがたい現象であろう。しかし私は畜産関係機器の設計者であり、職業上、視覚によって思考することは途方もない利点となる。（p.20）

テンプルは言葉で考えるのではなく絵で考えます。絵で考えるというのがどういうことなのか、私には理解できないのですが、この思考法が畜産関係機器の設計に役だっています。

小道モコ（2009）から引用します。小道は、三〇歳を過ぎてから自閉症スペクトラムと診断されました。

私は耳からの情報処理が、どうやら多くの人たちとは違うルートでおこなわれているようなんです。何かを耳にした時、私は音声を文字化して考えます（文字ではなく、映像の時もあります）。（p.69）

テンプルは絵で考えますが、小道は耳にした音声を文字や映像で考えます。自閉症の人の情報処理の方法はわたしたち人という種とは異質です。

グニラ・ガーランド（2000）が小学生のときです。

書くことは大好きだったし、スペルもとてもよく知っていた。というよりも、スペルを間違えるのは、逆に不可能だったのだ。私の中には辞書があるようなものだった。どんな単語だろうと、紙にかいてあるのを一度でも見たことがあれば、スペルはそのまま保存されてしまう。それを、必要に応じて、取り出してきて使うのである。（p.99-100）

グニラは、スペルのテストで必ず満点を取るので、先生にカンニングを疑われてしまいました。それからは、わざとちょっと間違えるようにしたそうです。このような記憶能力は写真記憶と呼ばれています。写真のように記憶しています。このように、視覚でとらえることのできる事柄は得意ですが、視覚でとらえることのできない事柄は苦手です。

「よそで食事を出されたら、ごちそうさまでしたと言わなければならない」ということは覚えたものの、いつ言い出せばいいのかがつかめない。だから、言えなかったら大変だと思って、食べている真っ最中に言ってしまったこともあった。逆に、すっかり忘れて、言えずじまいになることもあった。

それに長い間、「よそで食事を出されたら」というときの「食事」とはどこからどこまでをさすのかがわからず、不安でしかたなかった。食べるものなら何でも食事だろうか。りんごをもらったときも、「ごちそうさまでした」でいいのだろうか？

「食」事というくらいだから、それはきっと「食べる」もののことだろう。では、「食べる」ものとは何だろう？　ソーセージは食べるし、肉も食べる。ではスープは？　スープは飲むものではないのか？　スープが食べものに当たるなら、お茶だって食べものかもしれない。でもスープには具が入っている。ではおかゆはどうだろう？　食事とは何なのか、それさえもはっきりわからないというのに、「ごちそうさまでした」を間違えずに言うのはどうしたらいいのだろうか？

(p.187)


グニラは、視覚ではとらえることのできない「食事」という言葉の意味が解らず苦労していました。私たちの言葉は、多くの情報がネットワークのようにつながりあっています。たとえば、犬という言葉は、自分の家の犬や近所の家の犬、本で読んだ犬やテレビで見た犬、そしてその時に感じた、可愛かったとか怖かったとかの感情も含めた多くの情報がつながりあって、犬というひとつの大きな認知群を形成しています。

海という言葉も、実際に自分が泳いだ海、本で読んだ海、テレビで見た海など、各自のそれまでの人生で積み重ねられてきた、海に関しての情報や感情がすべてつながりあって、海というひとつの大きな認知群を形成しています。

そういった海という認知群も、どこかで犬という認知群とつながりあい、重なりあっています。船に乗っている犬だったり、港で出会った犬だったり、それまでの、その人の人生の経験や知識によって、犬という言葉と海という言葉が、あちらこちらでつながりあっています。そうやって、すべての言葉の大きな認知群が、ほかの言葉の大きな認知群とつながりあい重なりあっています。

テンプル・グランディンの『自閉症の才能開発』から引用します。

例えば私の「犬」という概念は、今までに出会ってきた犬それぞれに密着している。それは、あたかも知っている犬の絵入りカタログともいうべきもので、このカタログは私のヴィデオ・ライブラリーに種類が増えるにつれて分厚くなっていく。私の記憶はおおむね正確に時代順に現れ、そのイメージは常に具象的である。例えば「グレートデン種の犬」というような抽象化されたものではなく、知人の持っているグレートデン犬で、それぞれに名前を持った犬なのである。（p.29-30）

テンプルの「犬」という概念は絵入りカタログのようなものです。東田（2007）から引用します。

記憶の仕方がみんなとは違うのです。よくは分かりませんが、みんなの記憶は、たぶん線のように続いていています。けれど、僕の記憶は点の集まりで、僕はいつもその点を拾い集めながら記憶

をたどっているのです。(p.16)

自閉症の人の記憶は、ネットワークのようにつながりあっている大きな認知群を形成していません。個々の記憶が宇宙の星のように点在していて独立しています。そして、「犬」という概念は、個々の犬の記憶の集まりである星雲のようになっているようです。自閉症の人の言葉は、私たちの言葉のようなネットワークでつながりあった大きな認知群が形成されていません。テンプルは、人々が一般的なイメージで考えていると仰天しています。

「ひとはたいてい、ごくあいまいにものを考えています」四〇代になって初めて、ほかのひとたちが頭に描いているのは一般化した考えだということに気づき、テンプルは仰天しました。ひとびとが思いうかべているのは教会の尖塔や犬や靴といったものの一般的なイメージであって、テンプルが何かを考えるときのように、特定のものがあれこれと細部まではっきり脳裏に映し出されているわけではないのです。テンプルからすれば、それは〝障害〟です。はっきりものを見たり、音を聞きとったりできないのと同じようなものですから。「わたしは、自分の思考方法を気に入っています」と、テンプルは言います。(サイ・モンゴメリー p.201-202)

私はこの違いを、アナログとデジタルの違いにたとえています。私たちの認知は、ネットワークでつながり合った連続したアナログ認知と考えています。それに対して自閉症の人の認知は、点で構成されているデジタル認知と考えています。

アナログ認知は、幼い子どものように未熟であっても、食事という言葉の全体像をおぼろげながらもとらえています。それに対してデジタル認知は、未熟であるうちは、個々はとらえても食事という言葉の全体像をとらえることができません。

初期のデジタル写真は荒くて粗雑でした。しかし、その精度が増してくると、アナログ写真に匹敵する精度になり、アナログ写真を上回る機能さえ持つようにさえなりました。テレビはアナログ放送からデジタル放送に変わりました。自閉症の人のデジタル認知は、その精度が増していけば、テンプルが仕事で役立っているように、わたしたちのあいまいなアナログ認知を上回る可能性があります。

自閉症は十人十色といわれているように様々な人がいます。自閉症の人の中には、自分は人という種とは異なる異星人と書いている人がいます。また、人という種の縄張り感覚が備わっていない人がいます。また、人という種とは認知の仕方が異なる人がいます。

自閉症の人は、人という種とは異なるといえるほど、人という種とは異質です。こういった、人という種とは異質であるという自閉症の人の特徴は、みずからの属する種が決まるという刷り込みの障害として説明することができます。

四　人という種への共感能力

ローレンツ（1997）によれば、イヌが尾を振るのは宥和的和平のサインで、ネコが尾を振るのは威嚇行動を意味するサインで、こういったサインを、同種の動物は読み間違えないそうです（p.51）。ところが、隔離飼育されて刷り込みを妨げられたメスのハイイロガンは、突進してきたオスのハイイロガンの攻撃行動を求愛行動と読み間違えました。刷り込みを妨げられたことで、同種であれば読み間違えるはずがないサインを読み間違えるという、同種への共感能力に障害が生まれていました。刷り込みに障害があると、同種にたいしての共感能力に障害が生まれます。

1　言葉に込められた感情が伝わらない

グニラ（2000）は、大人になった今でも、「元気？」とあいさつされて、ついうっかり、自分の健康状態を事細かに長々と説明してしまうときがあるそうです。わたしたちのなにげない挨拶でさえもその対応に苦労しています。

あなたがたの世界では、こんなややこしい規則を勝手に作ってしまって！　おかげさまでこっちは、いつも考えて、考えて、考え続けてないといけないことになるんですからね！　という気

になってしまうのである。(p.280)

わたしたちにとって、「元気?」というあいさつは自然に出てきます。ややこしくもなく、規則という意識もありません。また、「元気?」と言われて、それがなにげない挨拶なのか、心配して体調をたずねているのか、言われた人にはその感情が伝わります。そして、言われた人はそれにふさわしい応えをします。しかし、グニラにとっては、ややこしい規則でいつも考えて応える必要があります。グニラには「元気?」という言葉に込められた感情が伝わりません。

自閉症の子どもが「手を貸して!」と頼まれて、自分の手を見つめて困っていたという話があります。自分の手を貸すなんて、どう考えても無理です。お母さんが仕事から帰ってきて、「疲れた!死にそう!」と言ったら、子どもが狼狽したという話もあります。ヤカンを火にかけて、「ヤカン見てて!」と言って台所を離れて戻って来たら、ヤカンが沸騰していたという話があります。言われたとおりにヤカンを見ていたのです。「ヤカン見てて!」という言葉には、ヤカンを見ていて「沸騰したら止めて!」という感情が込められています。しかし、言葉を文字通りに受けとり、その言葉に込められている感情が伝わっていません。

ハンス・アスペルガーから引用します(ウタ・フリス編著『自閉症とアスペルガー症候群』)。

言葉の底に流れる感情が、いかに強力かです。こうした感情は、赤ん坊や外国人に、そして動

物にも理解できますが、言葉そのものの意味は、その誰にも分かりません。（p.100）

赤ちゃんでも、言葉そのものの意味は伝わらなくても、言葉に込められている感情が伝わります。しかし、自閉症の人には、言葉は伝わっても、言葉に込められている感情が伝わりません。自閉症の人に比喩が伝わらなかったり、言外の意味が伝わらなかったりするのは、言葉に込められている感情が伝わらないという、共感の障害が関係しています。

2　自分の話したいことだけを話す

電車が好きな自閉症の人が電車の話ばかりすることがあります。同じ問題を研究している研究者二人がその研究に関しての話ばかりしているのと同じで電車のことが好きな人同士で電車の話ばかりするのであればなんの問題もありません。しかし、電車に興味がない人にまで電車の話ばかりすると、始めは話を聞いてくれていた人も、そのうちにうんざりしてしまいます。そのときに、相手が電車の話にうんざりしているといった感情が伝わらないのが自閉症の人の共感の障害です。

わたしたちは話をするとき、この話をしても良いかどうか、話す話題を慎重に選びながら話します。特に、初対面で相手の興味がどこにあるのか解らないような場合は、軽く挨拶をするだけだったり、話をするとしてもなにげない社交的な会話をします。

しかし、自閉症の人はなにげない社交的な会話をするのが苦手です。また、なにげない社交的な会話をする必要性を感じていません。それで、何も話をしないで黙っているか、初対面の人にでも、自分の興味があることばかりを話すかのどちらかになります。そして、相手がどれぐらい興味を持って聴いているのか、相手の感情が伝わらないので、相手が話を聞いてくれていると、ずっと自分の興味があることを話し続けます。

3　人という種への共感の障害

泉流星の『僕の妻はエイリアン』から引用します。

> だって、目を見ても特に相手の情報が読めるわけじゃないからわざわざ見ても意味ないし、目って、鼻や耳と違ってよく動くじゃない。大きく開いたり細まったり、目玉があっちこっちきょろきょろ向きを変えたり。それを見てるのって、はっきり言って苦痛なんだよね。ちゃんと目を見て話すようにって言われて無理にじーっと見てると、目玉とか白目の血管ばかり見えて気持ち悪いし、見つめすぎると今度は「にらんでる」とか、「目つきが悪い」って怒られるし。もう、どうしていいかわかんない！（p.100）

泉は、目を見て話すようにと言われて、相手の目玉を見ています。わたしたちは、目の周りの表情を見ているのであって、目玉を見ているわけではありません。しかし、泉はこの誤解に気が付いていません。「目は口ほどに物を言い」と言われているように、わたしたちは相手の目の表情から、元気か元気でないか、喜んでいるか悲しんでいるか、好意的か好意的でないかなど、さまざまな感情を読み取ります。私は意識したことはないのですが、おそらく、相手の感情を読み取るために相手の目を見ているのではないでしょうか。しかし、泉は相手の目から感情を読み取れません。

アクセル・ブラウンズ（2005）は十五歳のとき、母が「僕とおなじように世界を知覚しているということが、ありうるだろうか？」「自分の感情とか、考えがあるんだろうか？」「その本質からいって植物のようなもの、樹木のようなものなのだ。」（p.300-301）と自問します。そして、母にも独自の知覚や感情や考えがあると認めるようになりました。

アクセルは相手の感情を読み取れないどころではありません。一五歳まで、母親に知覚や感情や考えがあるということ自体に気がついていませんでした。その後、他者の感情を多少は理解できるようになりましたが、ごくたまにしか、他者の感情を読み取れません。

アクセルが高校生のとき、彼に好意を持った女子高校生の家に招かれました。そして、彼女の部屋で二人で話をしていると、彼女が泣き出してしまいました。

帰り道、僕はなにかまちがったことを言っただろうか？　心あたりはない。まちがった態度を取ったんだろうか？　やはり心当たりはない。僕は途方に暮れて、バスのガタゴトという音に耳を傾けていた。気の沈む帰り道だった。（p.374）

アクセルは、彼女が泣いたという行動で、はじめて、自分の言動のなにかが悪かったと気がつきました。しかし、自分の言動のなにが彼女を泣かせたのか、その原因がまったくわかりません。

ウェンディ・ローソン（1998）から引用します。

他人の感情についても、今では、その人の姿勢や動作、声の調子や表情などをじっくり観察すれば、たいていは割り出せるようになった。……

私の観察によれば、人が怒っている場面では、普通、声が大きく、甲高くなる。ことばには間投詞が多くなり、卑語が含まれたり、同じことばがくり返されたりすることもある。怒っている人は、赤い顔になったりするし、相手の目の前まで近づき、ほとんど相手の足を踏みそうな場所に立つことさえある。……

もっと微妙な感情で、自分ではわからないときは、相手に直接、今どんな気持ちなのかとたずねてみると役にたつ。（p.32-33）

ウェンディは四〇歳を過ぎています。今では、その人の姿勢や動作、声の調子や表情などをじっくり観察すれば、たいていは感情を割り出せるようになったと書いています。怒りも、じっくり観察して割り出します。しかし、もっと微妙な感情はわからないときがあります。

わたしたちが他者の怒りや微妙な感情を感じるのは、じっくり観察してではありません。わたしたちには、他者への共感能力が備わっています。相手をじっくり観察しなくても、おのずと相手の感情が伝わってきます。しかし、泉流星にも、アクセルにも、ウェンディにも、相手の感情が伝わりません。自閉症の人には、人の感情が伝わらないという共感の障害があります。

4 自閉症の人の共感能力

オリヴァー・サックスの『火星の人類学者』から引用します。サックスは自閉症のことを本に書くためにテンプルの取材に訪れました。そして、二人で牧場に行ったときの話です。

テンプルがひざまずいて草を差しだすと、雌牛がやってきてその草を食べ、彼女の手に柔らかな鼻面を押しつけた。テンプルの顔に穏やかな幸せそうな表情が浮かんだ。「いま、とてもくつろいでいます。家畜と一緒にいるときは、理性的認識の必要がまったくありません。雌牛がなにを感じているか、わかるのです。」

家畜のほうでも彼女の安らかさ、信頼を察知して、その手から餌をもらうらしかった。彼らはわたしには寄ってこなかった。（p.283-284）

テンプルは動物の気分や仕草なら直感的にわかるのに、人間や世間の規範、合図、行動様式の理解となると非常に苦労している。その大きな相違、ギャップにわたしは衝撃を受けていた。彼女に感情や基本的な共感がないとは誰にも言えない。それどころか、動物の気分や感情に対する直観力は非常に鋭く、ときにはそれに取り憑かれ、圧倒されてさえいる。肉体的あるいは生理的な動物の苦痛や恐怖には共感できるが、ひとの心や見方に対する共感は欠けていると彼女は感じている。若いころ、ごく単純な感情表現でさえ理解できなかったという。そのうちに「解読」する術を学んだが、必ずしもそれを感じてはいない。(p.284)

テンプルは若いころ、人のごく単純な感情表現でさえ理解できませんでした。そのうちに、人の感情表現を解読する術を学びましたが、人の感情を感じてはいません。しかし、動物の気分や感情に対する直感力は非常に鋭いです。そして、動物に苦痛や恐怖を与えないように配慮をした施設の設計者として成功しています。

ドナ・ウィリアムズ(1996)も、「私にとってはここにいる子どもの方が、いわゆる普通の子どもたちよりもはるかにわかりやすい。」(p.48)と書いています。ここにいる子どもというのは、自閉症の子どものことです。わたしたち普通の者にとっては、自閉症の子どもはわかりにくいです。しかしドナは、自閉症の子どもの方がわかりやすいのです。

自閉症の人は人への共感能力に障害があります。しかし、牛や豚といった家畜や、自分と同じ自閉症の人に対しては、定型の人よりも高い共感能力を示す人がいます。したがって、自閉症の人には共感の障害があるとは一概には言えません。自閉症の人には、人という種に対して共感の障害があります。これは、刷り込みを妨げられたハイイロガンに現れた、同種への共感の障害と同じです。

定型の子どもは、人という種が作る人間社会に、おのずと学んで適応していきます。しかし自閉症の子どもは、人とは異質であるだけでなく、人という種への共感能力にも障害があります。自閉症の子どもは、人という種が作る人間社会に、学んで知的に適応していくしかありません。

五　母親への信頼の欠如と恐怖

自閉症の子どもは母親の後を追いません。母親の後を追わないのは母親への信頼が生まれていないからです。母親への信頼が生まれていないので、母親を認知しても、母親のそばにいても、安心が生まれません。

赤ちゃんは、生後六〜十二ヵ月ごろに恐怖が生まれてきます。恐怖が生まれてくると、母親を認知しても安心が生まれないということが重大な問題になってきます。母親は後を追わない我が子に寂しい思いをするかもしれません。しかし、自閉症の子どもの方はそれどころではありません。

自閉症の子どもは、地球という未知の惑星に生まれてきたのに、お母さんのそばにいても安心が生まれません。お母さんのそばにいても安心が生まれないので、自閉症の子どもには安心の世界がありません。そして、安心の世界の外側の不安の世界もありません。自閉症の子どもには、安心の世界もなく、不安の世界もなく、恐怖の世界しかありません。自閉症の子どもにとって、地球という未知の惑星は恐怖の世界に他なりません。

怖いものだらけのお化け屋敷の中に生まれてきたようなものです。いつお化けが出てくるか解りません。大きな音がしても、聞き慣れない音がしても、カーテンが揺れても怯えます。そんなお化け屋敷のような怖いものだらけの世界を、自閉症の子どもはたったひとりでサバイバルしています。

1　同一性への固執

カナーが孤立と同一性への固執を自閉症の診断基準としていたように、同一性への固執は自閉症の基本的な特徴です。同じ道を通る、同じ物を食べる、家具の配置が同じであることに固執するなどが代表的な例です。なぜ、自閉症の子どもは同一性に固執するのでしょうか？

たとえば、地雷があちこちに埋まっているような草原を想像して下さい。その草原に、前回通った一筋の小道があったとします。あなたは今日、前回と違う道を通りますか？　当然、今日も前回と同じ道を通るはずです。前回通った道と違う道を通ったら、地雷を踏んでしまうかもしれないからです。前回通った道と違う道を通ることは死の危険を犯すことになります。

それと同じです。自閉症の子どもは恐怖の世界に住んでいます。その恐怖の世界に、前回通って安全を経験した道があれば、今回も同じ道を通ります。違う道を通ることは死の危険を犯すことになるからです。前回食べて安全を経験した食べ物があれば、今回も同じ物を食べます。違う物を食べるのは死の危険を犯すことになります。前回安全だった家具の配置が今日も同じであることを求めます。

家具の配置が前回と変わっていたら、安全を経験した世界が変化したことを意味し、死の危険を意味するからです。

わたしたちは前回と違う道を歩くことを怖れません。怖れないどころか、この路地を曲がったらなにがあるだろうか、なにかあるのではないかと期待して、これまで通ったことのない道に興味を持ちます。かえって、同じ道ばかりだと退屈します。わたしたちは昨日と違う食べ物を食べることを怖れません。新しいパン屋さんができたら、どんなパンがあるのか買いに行きます。また、昨日と家具の配置が変わっても怖れません。部屋の模様替えを楽しむことができます。

わたしたちには、多少の変化を怖れない、多少の変化は大丈夫だという、自分が住んでいる世界への信頼があります。わたしたちは安心の世界に住んでいます。しかし、自閉症の人たちは恐怖の世界に住んでいます。わたしたちと自閉症の人たちとでは住んでいる世界が異なります。

定型の子どもには母親への信頼が生まれています。そして、母親を認知できる世界が安心の世界になります。そして、安心の世界の外側には不安の世界が広がっています。定型の子どもは、不安の世界を探索し探求することによって、その不安の世界も安心の世界になっていき、安心の世界が広がっていきます。そして、その広がった安心の世界から、さらにその外側の不安の世界を探索し探求することによって、その不安の世界も安心の世界になります。そうやって、安心の世界が広がっていくことによって、世界のほとんどが安心の世界になっていきます。定型の子どもには、母親の認知によって生まれる安心の世界を基点として、成長とともに、安心の世界が広がっていくという必然性が具わっています。そして、成長すると、大きな安心の世界が生まれて世界への信頼が生まれます。ところが、自閉症の子どもには母親への信頼が生まれていません。母親への信頼が生まれていないので、母親の認知で生まれるはずの安心の世界がありません。安心の世界がないので、安心の世界の外側の不安の世界もありません。自閉症の子どもには、安心の世界もなく、不安の世界もなく、恐怖の世界しかありません。

その恐怖の世界に、前回通って安全を経験した道があれば、今日も同じ道を通るしかありません。恐怖の世界に住んでいる自閉症の子どもには、自分が安全を経験した世界しか安心の世界はありません。そして、その安心の世界の外側には恐怖の世界が広がっています。

自閉症の子どもにとって、自分が安全を経験した安心の世界は、恐怖という大海に浮かんでいる小島のようなものです。周りはすべて恐怖という大海です。恐怖という大海に取り囲まれているので、自閉症の子どもには、定型の子どものような安心の世界が広がっていくという必然性がありません。

母親への信頼が生まれていない自閉症の子どもにとって、自分が生まれた地球という未知の惑星は恐怖の世界です。そんな恐怖の世界でも、自分が前回安全を経験した道や食べ物や家具の配置なら安心できます。それで、前回と同じであること＝同一性への固執が生まれます。

2　予定外、初めての活動への抵抗

ウェンディ・ローソン（1998）は、「物ごとがずっと同じで変わらないなら、安心を得るのはたやすい。」（p.22）と書いています。しかし、予定外や初めての活動は、生活をしているかぎり避けられないので大変です。

グニラ・ガーランド（2000）は、大人になった今でも、「初めての場所に出かけていくのは、まだ楽ではないが、必要とあればいくことはできる。ただそのためには、綿密な計画を立て、準備をしなくてはならない。知らない街に行くのは、地雷原に足を踏み入れるようなものなのだ。」（p.269-270）と書いています。

予定外、初めての活動への抵抗というのは、同一性への固執とコインの裏表のような自閉症の特徴です。自閉症の子どもは、普段と同じではない、初めて経験する行事などが怖いのです。定型の子どもは、入学式や運動会や学芸会といった行事に、多少不安を感じて緊張するので、普段よりも集中して一生懸命に参加します。ところが、自閉症の子どもは、不安を感じるどころではありません。恐怖を感じるので、入学式で走り回ったり奇声をあげたりします。

子どもが喜ぶはずのお誕生日会やクリスマス会にも怯えます。ウェンディ・ローソンは、みんなが祝ってくれようとした自分の十回目の誕生日のお祝いに参加したかったのですが、いつもと同じではない自分の十回目の誕生日のお祝いが怖くて参加できませんでした。しかし、何回か大丈夫だったという経験を積み重ねると恐怖は薄れていきます。この時に、大丈夫だったという経験を積み重ねられるように介助があれば理想的です。

3　法則性・規則性への興味と集中

自閉症の子どもは、カレンダー、電話帳、時刻表、図鑑、地図、辞書など、規則性や法則性のある物事に興味を持ちます。アクセル・ブラウンズ（2005）の少年の頃の宝物は、数字と文字の調和が取れている電話帳でした。十四歳の時のクリスマスプレゼントのリクエストは地理百科事典でした。

カレンダーボーイと呼ばれる自閉症の子どもがいます。人の生年月日を聞くと、生まれた日が何曜日かすぐに答えられます。数字が並んでいるカレンダーに興味を持ち、規則性と法則性を見いだして、このような驚くべき能力が生まれたのです。

自閉症の子どもは恐怖の世界で生きています。しかし、その恐怖の世界に法則性や規則性を見いだすと安心を得ることができます。恐怖の世界に法則性や規則性を見いだして安心を得ようとするのは、自閉症の子どもが恐怖の世界をサバイバルするための一つの戦略です。

小さい頃は、積み木や自動車のおもちゃなどを一列に並べる子どもがいます。また、お鍋のふたなど円いものを回す子どもがいます。自分が住んでいる未知の世界に、自分で法則性や規則性を作りだして安心を得ています。世界の法則性や規則性を見いだすことが、定型の子どもにとっての母親の認知のように、安心をもたらしてくれます。それで、定型の子どもが母親の後を追うように、自閉症の子どもは法則性や規則性を追い求めます。

ハンス・アスペルガーは、アスペルガー症候群の子どもたちの興味を伸ばしてあげることが、その後の職業の成功につながると書いていました。そして、普通の子どものような広い興味をあきらめて、子どものときから一つの分野に専念したからこそ成功したと書いています。もちろん、子どものときから一つの分野に専念したというのが、成功をもたらした一つの要因です。しかしそれだけではなく、定型の子どもが母親を追い求めるように、規則性や法則性を追い求めたというのが、成功をもたらしたもう一つの要因です。

4　感覚過敏

定型の子どもは、安心の世界が広がることで、身近な音や匂いが平気になり気にしなくなります。気にしなくなるので、身近な音や匂いは、ほとんど聞こえなくなり匂わなくなります。そうやって、赤ちゃんの頃には具わっていた動物並みの鋭い聴覚や嗅覚が衰えていきます。

しかし、自閉症の子どもは、一人で留守番をしている幼児のようなものなので、身近な音や匂いが平気になりません。それで、赤ちゃんの頃に具わっていた感覚の鋭敏さが自閉症の人には残っています。私の手の匂いを嗅いだ自閉症の子どもがいました。きっとなんらかの匂いがしたのでしょう。

テンプルの『我、自閉症に生まれて』から引用します。

> 音に対する鋭敏さは自閉症児の間では普通のことである。現在でも、車の不燃消音のように突然の大きな音は、私を飛び上がらんばかりに驚かせるし、パニック感情に圧倒されそうになる。モーターバイクのような大きい金属音は、今でも私に苦痛をもたらす。(p.34)

テンプルは、音に対する鋭敏さが突然の大きな音などに驚く原因だと解釈しています。しかし、聴覚や嗅覚が鋭敏な犬が感覚過敏で困るということはありません。盲導犬は騒々しい街でも落ち着いて歩くことができます。自閉症の人が鋭敏な聴覚や嗅覚で困るというのは、ひとりで留守番をしている幼児のように、恐怖を抱えているからにほかなりません。そして、恐怖の世界に住んでいるからにほかなりません。

5 感覚遮断

『ひとりぼっちのエリー』から引用します。

近所に煙突の火事があって、本ものの赤い消防自動車が、けたたましい音をたてて静かな道を登ってきたのだ。それなのに、エリーはそっちを見ようとさえしなかった。(p.103)

エリーは消防自動車のサイレンの音にまったく反応しませんでした。しかし、エリーは皿洗い機の音がすると二階まで逃げていました。エリーには、聞こえる音と聞こえない音があります。突然の大きな音に恐怖を感じる自閉症の人もいますが、まったく反応しない自閉症の人もいます。そういう人は、突然の大きな音に恐怖を感じないように音を遮断しています。また、人によって、遮断できる音と遮断できない音が異なるようです。

自閉症の子どもは、恐怖や痛みなどの負の感覚を遮断している子どもが多いです。負の感覚を遮断しているので、自閉症の男の子は何不自由なく幸せに育った貴公子のような顔立ちになります。女の子は妖精のような美しい子になります。

自閉症の子どもは、あまりにも過酷な恐怖の世界に住んでいるので、なにも問題はありませんというポーカーフェイスでサバイバルしています。しかもこれは、意識してではなく、負の感覚が意識まで届かないように脳が遮断しています。オリヴァー・サックスが書いているように、神経の過重負担に対する生物学的防衛反応です。

6 常同行動

手をひらひらさせる、手をパチパチ叩く、ぴょんぴょん飛び跳ねる、クルクル回る、同じところを行ったり来たりする、体をゆらす、奇声をあげるなどが常同行動と呼ばれています。いずれの行動も、自閉症であることをうかがわせる行動です。ストレスを感じたときに、落ち着くためにおこなう行動です。また、嬉しくて落ち着かないときにも現れることがあります。

ウェンディ・ローソン（1998）から引用します。

> 自分を取り戻すには、独り言を言い、同じ場所を行ったり来たりしながら、両手をぱたぱた

と振り、何か見慣れた物に意識を集中させようとする。ときにはハミングしたり、静かに歌を歌ったりすることもあった。こうすれば気をそらすことができて、内面の恐怖が和らぐのだった。(p.183)

ウェンディは、手をぱたぱた振ると、気をそらすことができて内面の恐怖が和らぐと書いています。

テンプル・グランディン(1994)から引用します。

くるくる回しも私の好きな行為だった。床に座って自分でくるくる回ったものだ。そうすると部屋も私と一緒に回った。この自己刺激行為は、周囲を自分でコントロールしているようなパワーを感じさせた。だって、しようと思えば、私が部屋全体をくるくる回すことができるのだから。(p.30)

理由はどうであれ、私自身がくるくる回ったり、コインやふたをころころといつまでも回転させて、楽しんだものである。回転しているコインやふたに夢中になっていて、私はそれ以外に何も見えず、何も聞こえなかった。周りの人は皆存在しなかった。(p.31)

テンプルは、自分が回ることで部屋を回すことができるという効力感と、自分が回ったり回っている物に夢中になると、それ以外に何も見えず何も聞こえなかったと書いています。そうすることで、世界を遮断していますます。世界を遮断していたのは、世界が怖かったからにほかなりません。

常同行動には、内面の恐怖を和らげるためと、自己効力感を得るためと、世界からの刺激を遮断するためという、三つの働きがあるようです。

常同行動とは異なりますが、つま先歩きも自閉症の子どもによく見られる行動です。『ありがとう、ヘンリー』のデールもつま先歩きをしていました。つま先歩きはなぜ生まれるのでしょうか？

アンは自分の手では食事をしませんでした。自分の手を使わなかったのは、恐怖の世界を生き延びるための一つの戦略です。怖いからなるべく触らないようにしていたのです。それと同じで、なるべく恐怖の世界から回避するためにつま先で歩くと推測しています。

7　自傷

なんらかのストレスが加わったときに、頭を床や壁にぶつける、頭を叩くといった自傷をする自閉症の子どもがいます。自閉症の子どもは、元々、恐怖といった強いストレスをかかえているので、些細なことでも新たなストレスが加わると、恐怖に襲われてしまいます。そういったケースで自傷が生まれます、したがって、自傷は恐怖から生まれているのは確かです。しかし、なぜ自傷になるのかが問題です。

四〇年ほど前ですが、私が歯医者さんで親知らずを抜いてもらったときのことです。その日の夕方、あまりの痛さに、庭でバットの素振りをしました。一生懸命バットの素振りをして痛みを紛らわしました。おなじように、自閉症の子どもも、痛みで恐怖を紛らわしている可能性があります。恐怖よりも痛みの方が耐えやすいからです。通常、感情は一つしか感じないようになっています。それで、痛みを感じているときは恐怖を感じないですみます。

しかし、バイブレーターで患部を刺激するとか、患部をマッサージするとかで、自傷行為が軽減するという報告があります。これは、患部に刺激が与えられることで、痛みを感じるようになり、自傷をしなくなると解釈できます。自閉症の人は痛みを感じていない人が多いからです。ということは、自傷は痛みを感じていないから生まれていることになり、痛みで恐怖を紛らわすという解釈が成立しなくなります。

もう一つの可能性があります。痛みがあると、痛みを和らげる脳内麻薬物質と呼ばれるエンドルフィンというホルモンが分泌されます。痛みによってエンドルフィンが分泌されると、エンドルフィンが麻薬のように作用して恐怖を和らげてくれるので、自傷が生まれるという解釈です。自閉症の人は痛みを感じていなくても、身体は痛みに反応します。そうすると、エンドルフィンが分泌されます。したがって、痛みで恐怖を紛らわしているという解釈よりも、自傷でエンドルフィンが生まれて恐怖が和らぐからという解釈の方が正解という可能性が高いです。

しかし、痛みでエンドルフィンが分泌されて恐怖が和らぐというのは、自傷を行ったことによって生まれる結果です。ですから、自傷をすることによってはじめて解ることです。したがって、始めから恐怖を和らげるために自傷をしたというのはありえません。始めは、恐怖を痛みで紛らわせようとしたのが、自傷で恐怖が和らぐことに気がついて、それからは恐怖を感じると自傷をするようになったと推測します。

8 睡眠障害

ドナ・ウィリアムズ（1993）は、「わたしはいつも、眠るのがとても怖かった。だから何年もの間、睡眠をとるにしても、両眼を大きく開けたまま眠っていた。……何も見えない塗り込めたような闇は、胸が苦しくなってくるほど怖かった。」（p.26）と書いています。

吉濱ツトム（2015）は、「こうした悪夢を繰り返し繰り返し見てきました。眠ることは、恐怖と苦痛以外の何ものでもなく、三十歳を過ぎるまで熟睡したことなど一度もありません。」（p.23）と書いています。

自閉症の子どもは夜も寝なくて、親が大変だったという子どもが多いです。自閉症の子どもは恐怖の世界に住んでいます。それで、怖くて眠ってなどいられないのです。また、吉濱が書いているように、眠っていると怖い夢を見ることがあります。眠ると恐怖の抑制が薄れるので、恐怖を感じやすくなります。眠っているときに怖い夢を見たり、恐怖を感じたりといった経験をしたことで、眠るのが怖くなったという可能性があります。

自閉症の子どもの睡眠障害は、怖いから眠るどころではないというのと、怖い夢を見るのが怖いという、二つの可能性があります。

9　自閉症の言葉の障害

人の顔を刷り込むことで、人の顔が好きになり、人の顔が特別になります。そして、人の声（言葉）を刷り込むことで、人の声（言葉）が好きになり、世界に充満している様々な音のなかでも、人の声（言葉）が特別な音になります。したがって、人の声（言葉）を刷り込んだということが、言葉の習得に関わっているはずです。

また、赤ちゃんでも、言葉を習得する前に、言葉に込められている感情が伝わります。したがって、言葉の習得には共感能力も関わっているはずです。しかし、言葉というのは言語学の領域であり、あまりにも大きな領域です。私の力では自閉症の言葉の問題には踏み込むことはできませんでした。しかし、自閉症の言葉の障害には恐怖も関わっています。

テンプル・グランディン（1994）から引用します。

> 人が話していることは、すべて理解していたが、私の反応は限られていた。応えようとしたのだが、話し言葉はほとんど出なかったのである。それは吃音にも似ていた。どうしても言葉が出てこないのである。（p.25）

テンプルは幼い頃、どうしても言葉が出てこなかったと書いています。しかし、言語セラピーの部屋で、先生がちょっと部屋を出ていた間に電話が鳴りました。

だれも電話に出ようとしない。電話は鳴り止もうともしない。うるさいベルの音が引き起こしたいらいらとストレスが、私の言葉をせき止めているいつもの障壁を撃ち抜いた。私は走り寄って受話器を取り上げ、口を開いた。

「ハッロー」（p.29）

テンプルは、どうしても言葉が出てきませんでした。しかし、ストレスが言葉の障壁を撃ち抜きました。ストレスによって生まれていた言葉の壁を、もっと強いストレスが撃ち抜いたのです。これは、言葉が出てこないという原因のひとつには、恐怖（ストレス）という壁があることを示しています。

ドナ・ウィリアムズ（1993）から引用します。

私はどのようなことであれ、ことばにして口に出してしまうのが怖かったから、直接ものを表現するということができなかった。（p.216）

トーマス・A・マッキーン（2003）から引用します。

しゃべることは、ぼくにとってはむつかしい。「まとも」に見せかけることもしようと思えばできるけど、それにはかなりの努力とエネルギーがいる。困難の度合いは変動するもので、ひどいときもあれば、さほどでもないときもある。この変動にはほとんど規則らしいものは見られない。ただし、ストレスがかかわっていることだけはわかっている。

今でもまだ、自分ではしゃべりたいのにしゃべれなくなることがある。がんばってもがんばっても、やはりしゃべれない。恐怖に止められてしまうのだ。いったい何が怖いのか、自分でもわからない。わかるのは、ほかのどんな恐怖とも似ていないということだけだ。しゃべりたくないわけじゃない。とにかくそのときには、しゃべることができないのだ。(p.95-96)

自閉症の人の言葉の障害には、恐怖が言葉を止めているといった要素があります。

東田直樹の『自閉症の僕が跳びはねる理由』から引用します。東田直樹は会話ができない重度の自閉症の青年です。会話はできませんが、キーボードを打つことができて、数多くの本を書いています。東田は、母親に手首を軽く支えてもらうというファシリテーティッド・コミュニケーション(ＦＣ)と呼ばれている介助で、パソコンに自分の言葉をタイプできるようになりました。二冊目の『この地球にすんでいる僕の仲間たちへ』という本までは、母親の介助で書いています。その後、一人でキーボードを打てるようになり、三冊目に書いたこの『自閉症の僕が跳びはねる理由』という本は、東田が一人で書いています。会話ができない重度の自閉症の人が本を書くというのは世界的にも少数です。この本は多くの国で翻訳され注目されています。

どうして話せないのかは分かりませんが、僕たちは話さないのではなく、話せなくて困っているのです。自分の力だけではどうしょうもないのです。自分が何のために生まれたのか、話せない僕はずっと考えていました。(p.30)

東田は、話せないのではなく、僕たちは話せなくて困っているのですと書いています。まったく言葉がない自閉症の人も内言語は育っています。このような、内言語はあるが言葉が出ないというのは、恐怖によって言葉が出てこなくなるという失語恐怖症といった要素があります。しかし、自閉症の人の言葉の障害はこれだけではありません。

テンプル・グランディン(1994)から引用します。

言葉の遅れだけが母を悩ませていたわけではない。私の声は平板でリズムにも欠けていた。それだけでも、他の子どもと違うことを際立たせた。(p.29)

言葉を話すようになっても、テンプルの声は、平板でリズムにも欠けていました。自閉症の人の中には、その言葉を聞いただけで、自閉症だとわかる話し方をする人がいます。自閉症の人の言葉には、まだ不思議なことがあります。泉流星の『地球生まれの異星人』から引用します。

純粋に関西の生まれ育ちなのに、小学校高学年にさしかかるまで、関西弁がほとんどしゃべれなかったのだ。ごていねいにNHKのアナウンサーのような口調でしゃべっていて、しょっちゅう転校生と間違われていた。……私のほぼ完全な標準語は、テレビ、ラジオ、レコード、そして本の書き言葉からきたとしか思えない。私には今でも、書き言葉を使って話すという特徴がある。これも、自閉症スペクトラムの人に多くみられるそうだ。私の場合、話すのは頭の中のワープロで文章を作りながら、その文章を読んでいる感じだ。（p.33-34）

泉流星のように、自閉症の人の中には、地方で生まれ育ったのに標準語という人がいます。通常、私たちが話す言葉は母国語と言いますが、お母さんから言葉を学んだのではないようです。これも、説明は出来ないのですが、人の声（言葉）の刷り込みに障害があることが原因となっているはずです。

六　性刷り込み

アメリカで、アスペルガーの夫婦として注目された夫婦が『モーツァルトとクジラ』という本を書いています。この本によれば、彼らが所属していた自閉症の当事者の会では、女性会員は結婚している人が大半で、子どもがいる人も多く、孫がいる人もいるそうです。それに対して男性会員のほとんどは、デートすらしたことがないそうで、結婚をしている人は八十人に二人ということです。（二人のうちの一人は、結婚した相手の女性がアメリカの市民権をとるための偽装結婚で、だまされていただけでした。）

男性は求婚する側で、デートの申し込みさえも難しく、結婚をしている人がほとんどいないそうです。それに対して、女性は求婚される側で、人を疑うことを知らず、断ることが苦手なので、結婚をしている人が多いそうです（p.266-269）。

精神科医の内海健（2015）から引用します。

> 自閉症スペクトラムは基本的に、性的なことに疎い。セクシャリティというものを、あまり感じさせない。ただし、恋もしていないのに、恋をしているかのような関係に陥ることはある。周囲が気をつけてあげるべきことは、彼女たちが無防備であるということである。相手が自分に対して性的な欲望をもっていることであるとか、自分が今、性関係が結ばれやすい状況にいることがわからずに、不本意に、肉体関係が生ずることがある。（p.257）

内海は「自閉症スペクトラムは基本的に、性的なことに疎い。」と書いています。

テンプルは、「私は恋に落ちたことがありません。」、「恋に落ちて、有頂天になるということがどんなことか、わからないのです。」と語っています（オリヴァー・サックス p.298）。

アクセル・ブラウンズ（2005）は、いろいろな人から「彼女はいるか？」と聞かれるので、「自分が欲しいものは、自分ではっきりわかっていた。彼女がいますと他の人に言えるようになるために、彼女が欲しい。それ以上のものはいらなかった。」（p.387）と書いています。それ以上のものとは、キスをしたり、抱いたり、寝たりといったことです。彼女が欲しかったのですが、異性としての性の関心はありませんでした。

アクセルは、女の子を見て、かわいいかどうか判断する感覚を持っていません。十九歳のとき、海辺で知り合った彼女のことを、兄から「その子、かわいい？」と尋ねられました。かわいいかどうか解らないということがばれないように、「明日一緒に海岸に行って、自分で見てみたら」と答えて、窮地を脱します。翌朝、兄は彼女を見て、言葉がでませんでした。とんでもなくかわいかったのです。アクセルが夜の散歩をしていると、その彼女がモデルとして頼まれていたカメラマンの男と二人で歩いているのを見かけました。

生まれてはじめて、本来あるべき感情が自分にはないのではないかということに思い当たった。僕はあのカメラマンにちっとも嫉妬していなかったのだ。……

大理石でできた心臓が、空っぽの胸の中で脈打っていた。（p.433）

アクセルは、「僕は人生のどんな課題も成し遂げてきたけれど、たった一つ失敗したことがある。

感情は丸暗記するわけにはいかないのだ。」（p.460）と、自分に愛や嫉妬といった感情がないことに気がついたのでした。

ローレンツが飼っていたコクマルガラス嬢は、二年後に性成熟すると、隣に住んでいた少女に恋をしました。刷り込んだ種から繁殖相手を選ぶという現象は、「性刷り込み」と呼ばれています。同じ現象が増井光子（1978）の本にも載っていました。要約します。

タンチョウヅルは天然記念物で絶滅危惧種です。そこで、繁殖計画を立てました。タンチョウヅルは繁殖期に卵を二つ産みますが、すぐにその卵を取りあげると、また新しい卵を二つ産みます。そうやって次々に卵を取りあげていくと、一回の繁殖期に八～一〇個も卵を産ませることができました。そして、取りあげた卵をマナヅルに抱卵させました。

こうやって、一回の繁殖期に八～一〇羽ものタンチョウヅルのヒナを孵化させることができました。そして、マナヅルの養子になったタンチョウヅルもすくすくと育ちました。これで、繁殖計画は大成功を収めたかに思えました。ところが、マナヅルの養子になったヒナが成長して繁殖期を迎えると、マナヅルにディスプレイをして、繁殖ができませんでした。こうして、大成功したはずの繁殖計画は大失敗に終わりました。（p.214）

自閉症の人には、性的なことに疎かったり、性への関心が無かったりという特徴があります。これは、刷り込んだ種から繁殖相手を選ぶという「性刷り込み」に障害があることを示しています。そして、「人という種」の刷り込みの障害として説明することができます。

まとめ

①自閉症スペクトラムという連続性

刷り込みにも完全ではない刷り込みという連続性があります。自閉症スペクトラムという連続性は完全ではない刷り込みという連続性で説明できます。

②社会性（対人関係）の障害

母子関係の障害と友達関係の障害は、母親を特定し種仲間を特定するという刷り込みの障害として説明できます。また、社会性の障害（人という種が作る人間社会への適応障害）は、みずからの属する種が決まるという刷り込みの障害として説明できます。

③コミュニケーション（言葉）の障害

言葉の障害は人の声を刷り込むという聴覚の刷り込みに障害があることを示しています。また、言葉に含まれている感情を読みとれないといった特徴は、種への共感能力が生まれるという刷り込みの障害として説明できます。また、内言語はあるのに言葉が出てこないという現象は、失語恐怖症といった要素があり、刷り込みの障害から生まれた恐怖が原因として説明できます。

④想像力の障害（興味・関心の偏り）

興味・関心の偏りは想像力の障害だと解釈されてきました。しかし、同一性への固執も、興味・関心の偏りも、刷り込みの障害から生まれた恐怖が原因として説明できます。

⑤感覚過敏と感覚遮断

自閉症の人は恐怖を抱えているので感覚が鋭敏な人が多いです。しかし、感覚過敏も感覚遮断も刷り込みの障害から生まれた恐怖が原因として説明できます。

⑥性への関心の薄さ

性への関心の薄さは、刷り込んだ種から繁殖相手を選ぶという「性刷り込み」の障害として説明できます。人という種を刷り込んでいない、あるいは、人という種の刷り込みが完全ではないということを示しています。

以上、自閉症の多くの特徴が、刷り込みの障害という理論で説明できることを示しました。

六章　母子同床と新生児室

哺乳類では、ウシやウマなどの早成種は出産直後から母子が寄り添います。また、イヌやネコなどの晩成種は出産直後から母子同床です。母ネコは、出産のあと一週間ほどは、食事とトイレ以外は子ネコから離れません。食事とトイレも子ネコが眠っているあいだにすませて、すぐに子ネコのもとに戻ります。

人という種も晩成種であり、出産直後からの母子同床が哺乳類としての自然の摂理です。出産直後から母子同床であれば、母親の刷り込みに障害が生まれる余地はありません。そして、自閉症になる余地もありません。団塊の世代に自閉症の子どもがほとんどいないのは、団塊の世代までの出産は家庭出産が主で、出産直後から母子同床だったからです。

しかし、その後日本に普及した病院出産は、生まれたばかりの赤ちゃんを新生児室に隔離しました。生まれたばかりの赤ちゃんを隔離したのは、ローレンツがおこなったハイイロガンのヒナの隔離実験のようなものです。隔離されて刷り込みが妨げられたハイイロガンに現れた障害は、「自閉児」の障害と似ていました。
生まれたばかりの赤ちゃんをお母さんから分離して新生児室に隔離したことが、お母さんの刷り込みに障害が生まれた原因です。そして、自閉症になった原因です。なぜこんなことになってしまったのでしょうか。

一　細菌学の興隆

一九世紀後半、フランスのパスツールやドイツのコッホ、日本の野口英世や北里柴三郎に代表されるように細菌学が興隆しました。細菌学が興隆すると、赤ちゃんの感染防止のためにと保育室が考案されました。そして間もなく、新生児も新生児室に隔離されるようになりました。

1　母子同床

小林登の『こどもは未来である』から引用します。

一九七六年の春、イギリスから来た私の親友、ロンドンのジョリー博士は赤ちゃんと母親が仲良く一緒に寝ること――わたくしはこれも、ひとつの相互作用とよぶべきと考えていますが――について、こんな話をしてくれました。

赤ちゃんは生まれたときから、母親とつねに生活を一緒にすべきもの、起居をともにすべきものであり、母子同室の時代は終わり、母子同床、同じベッドに寝るべきであるとして、彼の病院ではそれを実行しているというのです。……

彼の病院で、母親があかちゃんに添い寝しているとき、この二人はどんな行動をするのだろうかと、調べてみたのです。すなわち、母子同床の母子の組み合わせを選び、ビデオでその睡眠中の行動をとって、その記録を分析したのです。そして、その結果次の二つのことがわかりました。

第一は、母子同床の母子の組み合わせの赤ちゃんは、泣かないということでした。十何組かの組み合せの中で、ひと組の赤ちゃんだけが泣いたそうですが、そっとのぞいてみると、赤ちゃんは厚いパジャマを着せられていて、母と子には、直接の肌のふれ合いがなかったのでした。ジョリー博士は、赤ちゃんのパジャマをぬがせて、母親と肌と肌とのふれあいができるようにしてあげたのです。すると、その赤ちゃんの泣き声はピタリと止まったそうです。生まれたばかりの赤ちゃんにとって、母親とのスキンシップが、いかに重要かを示すよい例です。

第二は、赤ちゃんの体の動きに対応し、母親は眠っているにもかかわらず、体を動かし、けっしてふたりははなれることなく、つねにだくようにしているというのです。（p.72）

赤ちゃんはよく泣くと思われていますが、母子同床の赤ちゃんは泣かないそうです。泣いていた赤ちゃんがいたのですが、その赤ちゃんは厚いパジャマを着せられていました。そこで、パジャマをぬがせて、肌と肌が触れあえるようにしたら泣かなくなりました。厚い布一枚でも、お母さんから隔てられていたので、お母さんを認知できなかったのです。母子同床で赤ちゃんが薄着であれば赤ちゃんが泣かないという、これだけでも子育てが楽になります。

2 新生児室

三宅廉・黒丸正四郎著『新生児』から引用します。

アメリカに於いては一九二二年、ヘス（Hess）が初めて感染防止のため、保育室を作り、母と隔離して保育することを考案して以来、一九四六年に至るまで、専らこの方法がアメリカに於いて採用され、ヨーロッパ諸国間に拡がり、その結果期待どおり新生児の罹病率、ひいては死亡率の減少を来たしえた。日本に於いても、この方法が近代病院の特色として採用され、好成績を挙げて来た。（p.102）

この本は一九七一年に出版されています。三宅は、新生児室の採用で「その結果期待どおり新生児の罹病率、ひいては死亡率の減少を来たしえた。」と書いています。しかし本当に、新生児室の採用で新生児の死亡率が減少したのでしょうか？

おそらく、新生児室の普及と新生児死亡率の減少が、統計で相関しているといった研究発表があるのでしょう。しかし、統計で二つのデータが相関しているからといって、必ずしも因果関係があるとは限りません。統計を正確に読みとるにはそれなりの見識が必要です。

もしもこれが本当であれば、小林が書いているような、ロンドンの病院で「母子同床、同じベッドで寝るべき」という発想が生まれたことを説明できません。母子同床だと新生児の死亡率が高いことがわかっていながら、母子同床を採用するとは考えられないからです。

少なくとも現在は、「赤ちゃんにやさしい病院」のような新生児室が無い病院が、新生児室が有る病院よりも新生児死亡率が高いという統計はないはずです。したがって、新生児室の普及で新生児死亡率が減少したというのは何かの間違いのはずです。ところが、誰からも信頼されているような医者が、新生児室の普及で「その結果期待どおり新生児の罹患率、ひいては死亡率の減少を来たしえた。」と書いたのです。誰もが信じたはずです。

小林登の『こどもは未来である』から引用します。

衛生状態のよい病院での無菌的な分娩、清潔な新生児室での新生児哺育で、新生児感染症がまったく消失したのでしょうか。事実は期待とおりでなく、近代設備の病院や産院の清潔な新生児室で新生児感染症は消失するどころか、多くの問題をおこしているのです。新生児にみられる黄色ブドウ状球菌の皮膚感染症がその代表でしょう。……

いったい衛生状態の悪いところで生まれた新生児はどうなのであろうか。中米のある国で調べた研究によりますと、衛生状態の悪い田舎で自宅分娩で生まれたこどもにはブドウ状球菌感染症はまったくみられず、逆に都市の近代設備の病院の分娩室で生まれたこどもにそれが多発していることがみられるのです。（p.241-242）

かつては、家庭よりも病院の方が衛生的だと考えられていたかもしれません。しかし、病院内にある新生児室は、いくらぴかぴかに磨いて消毒しても、家庭よりも病原菌が繁殖しているリスクが高い場所であることに変わりはありません。現代では、家庭よりも病院の方が病原菌が繁殖しているリスクが高いというのは、常識になっているはずです。

3　孤児院と感染症

デボラ・ブラムの『愛を科学で測った男』から引用します。

孤児院にまつわる腹立たしさ、信じがたさ、恐ろしさをひとことで表すならば、「赤ちゃん殺し」という言葉に尽きるだろう。

いつの時代もそうだった。一八世紀のヨーロッパの記録がそれを物語っている。フィレンツェにあったオスペダーレ・デッリ・インノチェンティ（無垢の家）という孤児院では、一七五五年から一七七三年の間に一万五〇〇〇人以上の赤ちゃんが収容されたが、一回目の誕生日を迎える

までに三分の二が死亡した。（p.51）

一八世紀のイタリアのフィレンツェにあった孤児院では、一回目の誕生日を迎えるまでに三分の二が死亡していました。デボラは、いつの時代もそうだったと書いています。しかし、二〇世紀のアメリカの孤児院の死亡率は一〇〇％に近いものでした。

一九一五年、ニューヨークの医師ヘンリー・チャピンは、「幼児施設の正確な統計を求める嘆願書」と題する報告書をアメリカ小児科学会に提出した。チャピンはアメリカ国内の一〇の孤児院について調査したのだが、その記録は、近年や現在の基準からすると信じがたいものだった。ひとつを除くすべての孤児院で、収容された子ども全員が二歳までに死亡していたのである。（p.52-53）

孤児院での乳児の死亡率の高さは感染症が原因だと解釈されていました。それで、孤児院では感染症の対策が講じられていました。デボラの本から、乳幼児を研究したルネ・スピッツの二つの群の子どもを四ヵ月間比較した論文の内容を引用します。二つの群というのは、孤児院と刑務所内の保育園です。

輝くばかりに清潔で、子どもたちは、吊り下げられたシーツで隔てられたベビーベッド――スピッツの言うところの「独房」――の中に寝かされていた。孤児院では一般的な方針として、子どもへの「接触禁止」が遵守されていた。手袋とマスクをした係員がせわしなく動きまわり、食事の世話をし、薬を配る。とはいえ、子どもたちに見えるのはいつでも天井だけだった。感染症に対する「非の打ちどころがない」防衛態勢にも関わらず、子どもたちはひっきりなしに病気にかかった。スピッツが来訪したとき、孤児院には八八人の子どもがいて、全員が三歳未満だった。彼が去るまでに、二三人がひどい感染症で死亡した。

対照的に、刑務所の保育園は、ごたごたした騒々しい遊び場であり、大きな部屋にはおもちゃが散乱し、子どもたちはしょっちゅうぶつかっては転んでいた。そこでは、母親が自分の子どものそばについて、一緒に遊ぶことが許されていた。監獄生活から離れて一息つけるからか、母親はできるかぎりのことをした。あるいは、抱擁やくつろぎがたっぷりある場所にいたかっただけかもしれない。そして、スピッツの研究期間中、そこでは子どもがひとりも死なななかったのである。(p.75)

二〇世紀のアメリカの孤児院では、感染症対策の基本である「接触禁止」が守られていました。それにもかかわらず、スピッツがいた孤児院では四ヵ月で八八人中二三人が死亡しました。それに対して、スピッツがいた刑務所の保育園では四ヵ月で一人も死亡しませんでした。

4　小児科医と心理学者

デボラ・ブラム（2014）から、当時の代表的な小児科医と心理学者を紹介します。

①小児科医

当時の小児科医の第一人者は、コロンビア大学のルーサー・ホルトでした。彼の『子どものケアと食事』という本は、一八九四から一九三五年で十五版も版を重ねていたそうです。

　ホルトは、子どもの感染を封じ込めることが自分の大義だと考え、当時の小児科の第一人者として、家から感染症をなくすように親たちを叱咤激励した。よく覚えておきなさい。清潔にすることはまさしく神を敬うことです。……ホルトは、父母は子どもに近づきすぎてはならないと主張した。

　それ以前のアメリカでは、両親はたいてい小さな子どもと同じ部屋や、同じベッドで寝ていたのだが、ホルトは陣頭に立って、子どもを別室で寝かせる改革運動を推し進めた。赤ちゃんを親の寝室で寝かせてはなりません。……

　愛情あふれる身体的接触もご法度ということだった。ホルトは問いかけた。子どもにキスするほど悪いことがあるでしょうか？（p.53-54）

母子同床は危険で、同じ部屋でも危険で、子どもを別室で寝かせるべきだというのが、当時の小児科医の第一人者の主張でした。愛情あふれる身体的接触もご法度で、キスするほど悪いことがあるかという主張でした。

②心理学者

当時の心理学の第一人者はジョンズ・ホプキンス大学のジョン・ワトソンでした。彼はアメリカ心理学会の会長でした。ワトソンは幼児のアルバートに白ネズミの恐怖を条件づけした実験をおこなった行動主義心理学者として知られています。彼の『子どもと乳幼児の心のケア』という本は一九二八年のベストセラーだそうです。

現在では、ワトソンは愛情という害悪の撲滅運動を先導した科学者として知られている。「子どもを可愛がりたいという誘惑にかられたら、母の愛は危険な道具であることを思い出しなさい」とワトソンは警告した。子どもを抱きしめたり愛撫したりしすぎると、その幼年期は不幸になり、悪夢の青春時代を迎えることになるだろう――あまりにひどく歪んで育つと、結婚生活に適応できない大人になるかもしれない。……

母親が可愛がることほど、子どもにとって悪いことはない。可愛がるとはすなわち、あやし、抱きしめ、甘やかすことである。それは子どもを軟弱にするレシピであり、強い性格を阻害する戦術だ。溺愛する両親、特に女親は、子どもを「軟弱で、引っ込み思案で、怖がりで、警戒心の強い、劣った者」にする。ワトソンはまるまる一章を割いて「過剰な母性愛の危険性」について書き記し、あからさまな愛情は必ず子どもを「軟弱」にすると警告した。子どもを抱きしめる親は、結局のところ、泣き虫で無責任な依存心の強い人間のクズを作ることになるのだ。(p.58-59)

ワトソンは行動主義心理学者です。子どもを可愛がって抱いてあやすと、子どもは「軟弱」になると警告し、泣き虫で無責任な依存心の強い人間のクズを作ると主張しました。単純というか、幼稚というか、あまりにも無知な心理学でした。しかし、ワトソンらの行動主義心理学は、それまでの軽薄な心理学を科学に基づいた自然科学の一分野にしたともてはやされました。

ワトソンは心理学界の英雄であり、軽薄な心理学をハードサイエンスに変えようとする彼の努力はもてはやされた。また、その研究は病気予防のための「接触禁止」というポリシーとうまく辻褄が合ったので、医学界でも英雄になった。(p.62)

小児科医は、子どもと一緒の部屋に寝るな、愛情あふれる身体的接触はご法度で、キスするほど悪いことがあるかと主張しました。心理学者は、子どもを可愛がるな、抱くな、甘やかすなと主張しました。このころに、西洋からゆりかごが駆逐されて動かないベビーベッドに変わりました。子どもは子ども部屋で寝かせ、子どもが泣いても抱かない、子どもが泣いても授乳しないで時間を決めて授乳するというのが当時の最先端の育児法でした。

デボラ・ブラムから引用します。

現在では、なぜこのような軍隊みたいな育児法に従う人がいたのかと不思議に思うし、また間違いなく（というか、そう願わずにはいられないのだが）、当時も多くの親は耳を貸さなかったことだろう。（p.62）

しかし、小児科医や心理学者が主張していたこのような軍隊みたいな育児法に耳を貸した親がいました。

二　消耗症と自閉症

1　消耗症

一九四三年に、マーガレット・リッブルの『乳児の精神衛生』という本がアメリカで出版されました。引用します。

数年前までは、子どもの病気のなかでは消耗症（marasmus）という名で知られていた病気が、一番厄介な問題の一つでした。この病名は、「浪費する」という意味のギリシャ語からきたものですが、小児アトロピィまたは小児衰弱とよばれることもあります。この病気は特に生後一年未満の乳児をおそうことが多く、だいたい三十年前には、この年齢の乳児の死因の半分以上を占めていました。この悲劇的な禍いとたたかうために、医療機関、社会福祉機関の双方が育児についての特別な研究にとりかかった結果、次のような驚くべき事実が発見されたのでした。それは、最もよい家庭や病院で、最も注意深く身体的に保護を受けた乳児が、しばしば、この徐々に死んでゆく状態に陥ってゆくのに反して、最も貧しい家庭の乳児でも、母親がよければ、その貧乏と、非衛生的な環境というハンディキャップにうちかって、元気のよい子どもになっていくということです。つまり前者のような階級の子どもたちの（殺菌消毒のゆきとどいた）生活には欠けていて、どうでもよいような環境のなかで元気になった子どもたちには惜しみなく与えられている要素というものが、実に〝母親の愛情〟であるということがわかったのです。（p.10-11）

この文章の中の、「だいたい三十年前には、この年齢の乳児の死因の半分以上を占めていました。」とは、主に孤児院の話です。孤児院でほとんどの赤ちゃんが一歳前に亡くなっていたのは、感染症が原因ではなく、消耗症が原因だということが解ったのです。そして、孤児院の赤ちゃんだけでなく、最もよい家庭や病院で、最も注意深く身体的に保護を受けた赤ちゃんも消耗症で亡くなっていました。

リッブルは、欠けていたのは「母親の愛情」であると書いています。しかし、母親の愛情が欠けていたというよりは、ほとんど抱かれることなく寝かされていたのが原因でした。消耗症になって身体機能が低下した赤ちゃんは、その当時の最高の医療でも治療できませんでしたが、赤ちゃんを抱くようにしたら治ったのです。

デボラ・ブラムから引用します。デューク大学のシャンバーグの研究です。

シャンバーグは、接触に対する強い反応は根本的な生存のメカニズムと関係するもので、おそらく他の多くの種にも見られるだろうと示唆した。「生まれて最初の数週間か数ヵ月、哺乳類は母親の世話がなければ生き残れない。そのため、母親との接触が長時間途切れると（たとえば、ラットでは四五分以上途切れると）、それが引き金となって、赤ん坊の代謝が遅くなる」と彼は書いた。母親不在のとき、赤ちゃんラットは少しのエネルギーしか使わなくなる。つまり、燃料をあまり消費しなくなる。そうすれば、赤ちゃんは母親ともっと長く離れても生き延びることができるわけだ。母親があまりに長く不在にしないかぎり、それで問題はない。（p.369）

母親が不在のときに身体機能を低下させるのは、ラットの赤ちゃんも人間の赤ちゃんも、母親の不在を生き延びるための哺乳類の赤ちゃんの戦略だったのです。母親があまりに長く不在にしないかぎり、この戦略は有効でした。しかし、隔離が長期に及ぶと、赤ちゃんは身体機能が低下したまま消耗症で死んでいたのです。

そして、ほとんど抱かれることなく寝かされていた孤児院の赤ちゃんと同じように、子ども部屋で寝かされていてほとんど抱かれなかった最もよい家庭の赤ちゃんも消耗症で亡くなっていました。その反面、最も貧しい家庭の赤ちゃんでも元気に育っていました。

2 消耗症と自閉症の階層の重なり

マーガレット・リップルの本がアメリカで出版されたのは一九四三年です。カナーが自閉症の論文を発表した年も一九四三年です。カナーが最初に報告した十一名の自閉症の子どもも、全員、親がインテリの富裕層でした。消耗症で亡くなった赤ちゃんと自閉症になった子どもは同じ階層です。カナー（1978）から引用します。

　母親たちは、産科医と小児科医のいう規則と制限を文字通り厳密に遂行する義務を負うていると思いこみ、その仕事を立派にやりとげることに腐心し、生真面目にガソリンスタンドの給油機のような機械的なサービスを心がけたのである。（p.72）

　心理学を専攻して卒業したその母親は、子どもは「科学的に」育てられるべきであって、スケジュール以外には泣いても抱きあげてはならないと決心した。さらに、人間との接触を最小限にすることによって、「子どもたちを伝染病からまもる」、ために努力がなされたのである。（p.110）

カナーは、「人間との接触を最小限にすることによって、子どもたちを伝染病からまもる」という

「産科医と小児科医のいう規則と制限を文字通り厳密に遂行」したインテリの母親は、知的で冷静な性格＝冷たい性格だと考えました。そして、母親の冷たい性格が子どもの生得的な素因と結合して子どもが自閉症になったと解釈しました。

カナーは原因を取り違えたのです。この頃はまだ、刷り込みという概念は知られていませんでした。「人間との接触を最小限にすることによって、子どもたちを伝染病からまもる」という、産科医と小児科医の規則と制限が原因だったのです。インテリの富裕層の赤ちゃんは、子ども部屋に隔離されてほとんど抱かれることなく寝かされていたことで、母親の刷り込みに障害が生まれて自閉症になったのです。あるいは、消耗症で亡くなっていたのです。

インテリの富裕層は産科医と小児科医の規則と制限に耳を貸して忠実に従ったにすぎません。たしかにそれは、知的で冷静な性格が原因でした。しかし、我が子が健全に育つことを願ったからにほかなりません。

三　新生児室の普及

消耗症の原因が解明されたことで、赤ちゃんの長期に及ぶ隔離はおこなわれなくなりました。しかし、新生児を隔離して育てるという新生児室は残りました。そして、近代医療の普及とともに、全階層に普及し、世界中に普及し、日本にも普及しました。そして、日本よりも三十年ほど遅れて中国の都市部にも普及しました。これが、国によって自閉症の子どもが最初に報告された年に差が生まれた原因です。

また、オーストリアで自閉症の研究がアメリカよりも約三十年早かったのは何故なのか、という疑問を提示しました。ローレンツは一九〇三年にウィーンで生まれています。母親は四一歳と高齢であったため、父親は子どもの障害を心配しました。そして「自然のなりゆきにまかせ、生まれた子には然るべき手当はするが、未熟児であった時には保育器は用いないように決心をした。」（ニスベット p.25）そうです。

一九〇三年には、ウィーンでは保育器が使われていました。そして「未熟児であった時には保育器は用いない」と書いてあるように、保育器は正期産で生まれた赤ちゃんにも使われていました。新生児室はまだありませんでしたが、保育器があったことで、オーストリアで自閉症の発症が早かったのです。ハンス・アスペルガー（1977）は、自閉症が富裕層に偏り「自閉的な人間は非常に多く都市にいて」（p.320）と、都市に偏っていたことを指摘しています。おそらく、都市（ウィーン）の病院に保育器が備えられていたのです。そして、富裕層が保育器を使用したのです。

1　母子同床と新生児室

現在、人の体表だけでも約一〇〇〇種類もの健全な菌が住んでいるということが解っています。人の体表には、砂漠のような乾燥地帯もあれば、熱帯雨林のような高温多湿地帯もあります。そして、それぞれの環境にそれぞれ適応した菌が繁殖しています。そういった人の体表に住んでいる健全な菌が常在細菌と呼ばれています。

人の体表は無菌状態が理想ではありません。常住細菌と呼ばれている健全な菌が繁殖しているのが理想です。そして、母親の体表に住んでいる常在細菌を新生児に早期に移住させることが、有害な菌の感染防止に効果があると考えられるようになりました。

おなじ考えが腸内環境にも当てはまります。腸内には多くの菌が住んでいて繁殖しています。これは、様々な花が咲いている花畑に例えて、腸内フローラ（花畑）と呼ばれています。多くの菌が住んでいる腸内は、無菌状態が良いとは考えられていません。無菌状態は競争相手がいなくて無防備なので、悪玉菌が繁殖しやすくかえって危険です。乳酸菌が良いとかビフィズス菌が良いとか言われるようになり、わざわざ、ヨーグルトを買ったり納豆を買ったりして食べるようになりました。

母親の菌を新生児に早期に移住させるのもこれと同じです。ヨーグルトや納豆のようにわざわざ買ってこなくても、母子が肌と肌で触れ合って一緒に過ごすだけで、母親の体表に住んでいる健全な菌が新生児の体表に移住していきます。そして、新生児の皮膚を有害な菌の感染から防いでくれます。

哺乳類としての自然の摂理である出産直後からの母子同床の方が、殺菌消毒をした病院の新生児室よりも安全だったのです。赤ちゃんを殺菌消毒された新生児室に隔離するという科学的根拠はなくなりました。

それにもかかわらず、「出産後のお母さんが休息できるように」と、新生児室で赤ちゃんを預かるという考えにかわり、現在も多くの病院で新生児室に赤ちゃんが隔離されています。しかし、「出産後のお母さんが休息できるように」という発想には疑問があります。

2 母ネコとホルモン

母ネコは分泌されたホルモンで育児行動が誘発されています。母ネコは頭で考えて子ネコを育てているのではありません。分泌されているホルモンに制御されて、子ネコの成長の段階に見合った、適切な育児行動が生まれます。

子ネコが生まれると、母ネコは子ネコの身体をなめて子ネコの身体をきれいにします。そして、出てきた胎盤を食べて出産の後片付けをします。そして、子ネコのそばで横になります。するとしばらくして、子ネコは自分で這って行って母ネコの乳首を探し当ててお乳を飲みます。そして、子ネコは眠ります。

しばらく横になっていた母ネコは、起きて二匹目の子ネコを産みます。同じことを繰り返して三匹目の子ネコを産み、そして、四匹目の子ネコを産みます。五匹目の子ネコを産むこともありました。

母ネコは、生後一週間ほどは、食事とトイレ以外は子ネコを産んだ巣箱から出てきません。ずっと子ネコと一緒に寝ています。そして、生後二週ぐらいまでは、子ネコが巣箱の外にいるのに気づくとすぐに巣箱に連れ戻します。私が子ネコを巣箱から出して手にとって見ていても、すぐにくわえて巣箱に連れ戻します。それで、母ネコがいる間は、子ネコを手にとって見ることができません。

生後三週ぐらいになると、少し歩けるようになった子ネコが巣箱から出てきて巣箱の近くの探索を始めます。この頃になると、子ネコが巣箱の外にいても連れ戻さなくなります。そしてしばらくすると、巣箱の外で授乳をするようになり巣箱を放棄します。

生後四週を少し過ぎるころ、子ネコが少し走れるようになると、子ネコはカーテンに登り始めます。しかし、母ネコは子ネコをくわえて降ろします。まだ、高い所には登らせません。母ネコは過保護じゃないかというような子育てをします。きっと自然界では、これぐらいの過保護でないと無事に子ネコを育てることができないのでしょう。

しかし、生後五週ごろになると、カーテンに登っても降ろさなくなります。この頃になると、子ネコがエサを食べるようになります。母ネコは子ネコがエサを食べているのを見守ります。子ネコを押しのけて自分が先に食べたりしません。

そして母ネコは、子ネコを置いて狩りに出かけるようになります。野ネズミやトカゲやセミやスズメなどをとってきて子ネコの前に置きます。ネズミといえばネコの宝物ですが、子ネコにあげます。

母ネコとして、子ネコの成長の段階に合わせた適切な育児行動が生まれています。こういった、子ネコの成長の段階に合わせた適切な育児行動が生まれるように、ホルモンが分泌されています。そして、その分泌されたホルモンによって、母ネコの育児行動が制御されています。

3　人間のお母さんとホルモン

人間のお母さんにも、赤ちゃんを育てるのに必要な、哺乳類としての適切な育児行動が誘発されるホルモンが分泌されているはずです。そして、赤ちゃんを出産したら、生まれたばかりの赤ちゃんのそばに寄り添って、赤ちゃんを世話するホルモンも分泌されているはずです。本当に出産後、お母さんは一人の方が休息できるのでしょうか？　赤ちゃんと一緒だと休息できないのでしょうか？

ネコのお母さんは、子ネコの身体をなめてきれいにして出産の後片付けを終えると、子ネコのそばで横になりました。出産後の哺乳類のお母さんに、生まれたばかりの子どもから離れて、一人で休息することをうながすようなホルモンが分泌されているはずがありません。

休息が必要であれば、ネコのお母さんのように、生まれたばかりの赤ちゃんのそばで横になればいいのです。赤ちゃんを産んだお母さんに、赤ちゃんから離れて一人で休息することをうながすような、そんなホルモンが分泌されていたら、人という種はとっくに絶滅していたはずです。

四章で紹介したように、堀内勁（1999）は、出産時にはアドレナリンという高揚状態を生みだすホルモンが大量に分泌されていると書いていました。出産で疲れていても、お母さんは特有な高揚状態になっています。

さらに、フランスのミシェル・オダン（1991）によれば、出産後のお母さんには、脳内麻薬物質と呼ばれているエンドルフィンというホルモンも大量に分泌されているそうです。陣痛の痛みでエンドルフィンが分泌されます。陣痛を繰り返すことで、繰り返しエンドルフィンが分泌されます。そうやって、赤ちゃんが生まれたときには、お母さんの脳にはエンドルフィンが大量に分泌されていることになります。赤ちゃんにも、産道を通り抜けてきたダメージから守るために、大量のエンドルフィンが分泌されています。

エンドルフィンというホルモンは、脳内麻薬物資と呼ばれているように、恐怖や痛みを抑えて多幸感を生みだします。それで、陣痛の痛みを繰り返しても、その都度エンドルフィンが分泌されるので、陣痛の痛みの繰り返しに耐えることができます。もしも、エンドルフィンが分泌されていなければ、繰り返される陣痛の痛みによってダメージが蓄積されてしまいます。そして、次に襲ってくる陣痛の痛みへの恐怖で、繰り返される陣痛の痛みに耐えられなくなるはずです。

また、オダンによれば、エンドルフィンには、グルーミングという、撫でたり世話をしたりという行動を引き出す作用もあるそうです（p.35）。それで、赤ちゃんが生まれたとたんに痛みから解放されるだけではなく、アドレナリンによって高揚状態になり、繰り返し分泌された大量のエンドルフィンによって、多幸感に包まれて赤ちゃんを迎え、赤ちゃんを撫でたりあやしたりといった最初の育児行動が生まれます。ネコのお母さんが生まれた子ネコの身体をなめてきれいにしたのと同じです。

大野（1999）から引用します。

そもそも、暗い夜、赤ちゃんが隣に寝ていないと寂しくてたまらないのが母親です。赤ちゃんが宿ったときからお産まで、いつも赤ちゃんはお母さんのそばにいました。……「赤ちゃんがそばにいると、お産後に休めない」という説は、正しくありません。お産後の時間は、赤ちゃんがそばにいても、ゆったりと過ぎてゆきます。赤ちゃんはいつも泣いているわけではありません。眠っている時間も長いし、また起きていて目を開いているときも、とても穏やかです。（p.265-266）

4　現在の病院

病院のホームページでは、ホテルのような豪華な食事やエステがうたわれています。外車での送迎をうたっている病院もあります。お母さんには魅力的な病院になっています。しかし、赤ちゃんは、出産直後からお母さんから分離されて新生児室に隔離されています。それだけではありません。お母さんが豪華な食事やエステをしているあいだも新生児室に隔離されています。

ある病院のホームページには、その病院で出産したお母さんから、「母子別室でゆっくりできて良かった」という投稿さえ載っていました。赤ちゃんを新生児室で預かることが、お母さんに対しての病院のサービスの一つにさえなっています。新生児室は病院が運営する保育園みたいなものになっています。お母さんは、赤ちゃんを病院に預けていればなんの心配もないと、安心して赤ちゃんを病院に預けています。

大野（1999）から引用します。

お産後の一週間は、赤ちゃんとお母さんのリズムができる、とても重要な時間です。この期間、赤ちゃんとお母さんが、夜も昼もかたときも離れることなく、べったりくっついてすごすことは、おっぱいを始め、その母子のペアの相互関係や子育てがスムーズにスタートするために必要です。(p.263)

赤ちゃんをかわいいと思うだけで、母親はだれにも負けない観察者になれるようです。三日ほどするとお母さんには、赤ちゃんがおっぱいがほしくて泣いているのか、おしっこで泣いているのかもわかるようになります。新米のお母さんも赤ちゃんの扱いに慣れて、抱っこの仕方も堂に入ってきます。ふたりの間に、ふたりだけのリズムやペースができてきます。一週間後には、ふたりの間のリズムやペースはほぼ確立しています。(p.268)

病院で、母子同床で二四時間育児を経験してから退院すれば、赤ちゃんのこともよく解るようになっているので、それからの子育てが楽になります。また、母子同床で赤ちゃんが薄着であれば、赤ちゃんはほとんど泣きません。お母さんが赤ちゃんの扱いに慣れて、しかも、赤ちゃんがほとんど泣かなければ、自宅に戻ってからの子育てが楽になります。育児ノイローゼになる率も低くなるはずです。

それにもかかわらず、現在も多くの病院で、お母さんへのサービスとして生まれたばかりの赤ちゃんが新生児室で隔離されています。

四　赤ちゃんにやさしい病院

出産直後から母子同床という、哺乳類としての自然の摂理にかなった「赤ちゃんにやさしい病院」や助産院も、わずかながら存在します。残念ながら現在の日本ではこのような病院は人気がなくて少数です。国立岡山病院は、一九九一年一二月二四日、ユニセフから、「赤ちゃんにやさしい病院」の世界の第一号として認定されました。その院長だった山内逸郎（1992）は、「現在、世界中の病院・医院などのしていることは、赤ん坊にとって『やさしい』どころか『厳しすぎる』ことが多くて、あまりにも『ひどすぎる』ことで満ち満ちている。」（p.219）と現在の病院を表しています。

山内逸郎の「母乳のための３・５カ条」を紹介します。

1．生まれて三十分以内に初回授乳をすること

新生児覚醒状態のあいだに初回の授乳をします。

2．生まれて二十四時間以内に少なくとも七回、できれば、八回～十二回以上授乳をすること

赤ちゃんがお母さんの乳首を吸うことで、おっぱいの産生がうながされます。

3．出産直後から母子同室・同床にします。

赤ちゃんがいつもそばにいるのでスムーズにおっぱいをあげられます。

3・5. 乳管開通操作をしましょう。

陣痛が起きたら乳管を開通させておくこと（初乳が乾いてつまっていることがある）

ミシェル・オダン（1991）は、「おくるみに包まれた赤ちゃんたちがお乳を求める反射が遅いことに気づきました。それは、赤ちゃんの手が自由にならないので、お母さんの肌に触れられないからだったのです。」（p.112）と書いています。生まれたばかりの赤ちゃんは、手でお母さんの肌に触ることでお母さんの存在を知覚します。手で触るというのは存在を知覚する初歩的で基本的な方法です。

心理学者のアリソン・ゴプニック（2003）は、「私が何番目かの子どもを産んだ時、看護師が、赤ちゃんを新生児室につれて行くと言うのです。」と書いています。そこでていねいに断ったそうです。「本当は、赤ちゃんを私から引き離すのはテコでも無理よと言ったのです。」（p.93）

アリソンと同様、母子分離は断固拒否して下さい。たとえ帝王切開でも母子同床が可能なはずです。横になって寝たままでお乳をあげる添い乳という方法もあります。ネコのお母さんのように、赤ちゃんの横でお母さんも寝ていればいいのです。

母子同床であれば、お母さんがトイレなどで少しぐらい赤ちゃんから離れても、お母さんの匂いが寝床に残っているので、赤ちゃんはお母さんの匂いに包まれて安心していられます。また、病院から退院してきたときも、病院でも母子同床で家庭でも母子同床であれば、同じお母さんの匂いに包まれて過ごすことができます。

五　現代の産科医療

1　病院への信頼

現在、出産後の新生児をどのような環境に置いたら良いのか、その考え方の違いでさまざまなタイプの病院に分かれています。新生児とお母さんとの関係を重視する病院もあれば、新生児の身体的な安全を重視する病院もあります。また、母乳を重視する病院もあれば、母乳にそれほどこだわらない病院もあります。

さまざまなタイプの病院がありますが、どの病院であっても病院のすることは間違っていないと誰もが病院を信じて疑いません。私も自閉症の研究をするまでは病院を信じて疑っていませんでした。

2　分娩台

大野明子の本のタイトルは『分娩台よ、さようなら』です。分娩台の上で仰向けになって出産をするという現代のお産の常識でさえも間違いだというのです。

重要なことは、仰臥位は非生理的で、分娩にとって不利な体位だということです。仰向けでの分娩は、重力に逆らい、天井に向かって子どもを産み上げるお産です。仰向けで排便や排尿をするのと同様に、相当無理な努力を要します。固い台に仰向けにお尻をつけた姿勢だと、仙骨も圧迫され、骨盤の部分も狭くなります。

仰向けは赤ちゃんにとっても不利です。子宮の後ろを走る大静脈と大動脈は、子宮によって圧迫されて、母体の血液循環も減少し、赤ちゃんに供給される酸素が減ります。(p.237)

確かに、仰向けに寝ていたのでは、排便をするのだって大変なはずです。お産の体位を自由に選べる環境だと、仰向けで出産をするお母さんは一人もいないそうです。

仰向けになって出産をするというのは、母親にとっては拷問みたいなものです。出産が長引き、難産の原因になり、会陰裂傷もできやすくなります。さらに、赤ちゃんに供給される酸素も減少します。そして、出産時の異常の原因にもなります。それにもかかわらず、分娩台の上で仰向けになって赤ちゃんを生むのが常識になっているというのが現代の産科医療です。

3　自然分娩と保険制度

さらに大野は「現行の健康保険制度のもとのお産は、良心的にやればやるほど、人手がかかって、収入が減るという、踏んだり蹴ったりのしくみになっています。」(p.49) と書いています。

自然分娩をおこなっている吉村正 (2008) から引用します。

私は親の後をついで（二八歳）産科病院を経営し、ポルシェを乗り回して得意になっている普通の医者でした。（p.15）

吉村はポルシェを乗り回している普通の医者でしたが、自然分娩を目指すようになりました。

帝王切開をすれば、それだけお金が入ります。陣痛誘発剤や促進剤を使えば、それだけ収入が増えます。医者が手を出せば出すほど、お金がもうかる仕組みになっています。……うちではそうした医学的な介入をできるかぎり排除してきました。その結果、私のところには薬やミルクや医療機器の会社の人間が誰ひとり来なくなりました。（p.19）

自然分娩を目指したところ、吉村医院には薬やミルクや医療機器のセールスマンがひとりも来なくなったそうです。さらに次のようなことも書いています。

お産はいきむもの。みんながそう思っています。私もそう思っていました。でも、まったく自然に、意識せずに産むといきまない。これは衝撃的な発見でした。（p.30）

分娩台を使わない自然のお産だと、いきまなくても赤ちゃんが産まれるというのです。分娩台の上で仰向けになっているという、不自然な姿勢で赤ちゃんを産もうとするので、いきまなくては赤ちゃんが産まれないのです。

しかし、自然分娩を目指すと、夜間の出産が八割になります。それだけ医師や助産師や看護師の負担が増えます。また、陣痛誘発剤や促進剤を使わず自然分娩を目指せば、いつ始まるか分からないお産にそなえて、長い時間、妊婦さんに寄り添っている必要があります。当然、スタッフの人数も増やさなければなりません。吉村医院は、自然分娩を目指したら、儲からなくなったそうです。

病院は内部からは変えられないと書いている方がいました。これでは、病院は内部からは変えられないはずです。

六　ＮＩＣＵの問題

新生児室はすぐに廃止しなければなりません。また、すぐに廃止されるでしょう。しかし、ＮＩＣＵ（新生児集中治療室）は廃止できません。ＮＩＣＵの赤ちゃんは看護師を刷り込みます。視覚での刷り込みは必ずしも母親である必要はありません。人という種であれば誰であっても問題はないはずです。

しかし、四章で小西（2003）から引用したように、マスクを付けた看護師を刷り込んだ未熟児は、面会にきたお母さんの顔を見て泣いてしまいました。マスクを付けた看護師の顔を刷り込んでいたので、マスクを付けていないお母さんの顔を、異なる種だと見なして拒否したのです。

ＮＩＣＵの赤ちゃんとおなじように、生まれてすぐに新生児室に入れられた赤ちゃんも看護師を刷り込む可能性が高いです。そして、看護師がマスクをしている新生児室もあります。アスペルガーの夫婦が書いた『モーツァルトとクジラ』という本から、夫であるジェリー・ニューポートが書いた文章を引用します。


ぼくが聞いていたのは、看護師がぼくを母に渡そうとしたとき、ぼくは母を押しやった、というわが家の言い伝えだ。……抱きしめられるとガタガタふるえてしまう。自閉症の子どもにはよくあることだが、ぼくは「触覚防御児」だった。だれかを抱きしめ返したことは一度もなかったし、母が僕を抱こうとするといつも押しのけた。母は「触れ合い」をずっとあきらめなかったが、ぼくが二歳になると匙を投げ、抱くそぶりも見せなくなった。

皮肉なことに、ぼくは心の底では触れてほしい、抱きしめてほしい、としきりに叫んでいた。体が受けつけなかっただけだ。(p.40)

この赤ちゃんは、マスクをした看護師を刷り込んでいたはずです。この赤ちゃんは「新生児人見知り」をして母親を押しやり、アスペルガーになりました。この例からも、マスクをした看護師の顔からマスクをしていない母親の顔へという、刷り込みの広がりに障害があった赤ちゃんがいたことが解ります。

NICUを検索すると、看護師がマスクをしていないNICUもあります。NICUでは、マスクは必ずしも必要ではないようです。そうであれば、NICUの看護師はマスクを付けないという配慮が必要です。同様に、出産に立ち会う医師や看護師や助産師もマスクを付けないという配慮が必要です。

NICUには刷り込み以外にも問題があります。未熟児は抱かれることなく寝かされたままです。これでは、消耗症で死んでいった赤ちゃんと同じです。

ミシェル・オダンから引用します。

ガリレオ、パスカル、ダーウィン、アインシュタインらはみな、未熟児として生まれていることも事実です。……生後すぐ豊かな刺激に満ちた環境におかれた未熟児は、優れた発達を遂げる可能性すら秘めているのです。病院出産が主流ではなかった時代には、未熟児の生存は母親が肌身離さず抱いて、赤ちゃんの要求に応じられるかどうかにかかっていましたから、かつて未熟児だった天才たちも、おそらく生後間もない時期に豊かな感覚的体験をしたのでしょう。(p.133)

未熟児として早く生まれた赤ちゃんが母親と豊かな感覚的体験をすれば、それがかえって、優れた発達を遂げる可能性すら秘めています。

デボラ・ブラム（2014）から引用します。これもデューク大学のシャンバーグの研究です。

シャンバーグはマイアミ大学のティファニー・フィールドと共同で、非常に有名な実験を始めた。……フィールドと大学院生のチームはある未熟児施設に行って、一日に三回、一五分間だけ赤ちゃんを触った。その触り方は、非常によく考えられたものだった。ゆっくりとしっかり撫で、小さな手足を優しく伸ばした。そうすると、撫でられた赤ちゃんは、隔離されている通常の未熟児に比べ、五〇％速く成長した。より生き生きしていて、活動的で、楽々と動いた。一年後、認知能力と運動能力のテストをすると、従来どおりに保育器にひとりぼっちでいた未熟児よりも強く、頭が良いようだった。現在では、接触療法（タッチセラピー）は病院で未熟児に対して日常的におこなわれている。（p.370）

デボラの本はアメリカで二〇〇二年に出版されています。そして、「現在では、接触療法（タッチセラピー）は病院で未熟児に対して日常的におこなわれている。」と書いてあります。現在の日本のＮＩＣＵはどうなのでしょうか？　導入されていないのであれば、早急に導入する必要があります。

以上、哺乳類としての自然の摂理である母子同床がおこなわれなくなったことが、お母さんの刷り込みに障害が生まれた原因であり、自閉症の原因であることを示しました。

そして、二章で示した自閉症の四つの謎のすべてに答えが出ました。

1. なぜ、カナーが診断した自閉症の子どもが、インテリの富裕層に偏っていたのか？

↓新生児を子ども部屋に隔離してなるべく抱かないという育児法を採用したのがインテリの富裕層だったからです。

2. なぜ、その後、自閉症が全階層に広がったのか？

↓病院出産が普及して全階層の赤ちゃんが新生児室に隔離されるようになったからです。

3. なぜ、日本の団塊の世代に自閉症の子どもがほとんどいないのか？

↓団塊の世代は自宅出産で母子同床だったからです。

4. なぜ、その後、自閉症が増加したのか？

↓日本でも病院出産が普及し新生児室への隔離が普及したからです。

七章　自閉症の予防

日本では最近、自閉症スペクトラムと診断されている子どもが急増しています。二〇〇五年には名古屋で二％という統計が出ました。二〇一二年には横浜で四％という統計が出ました。四％というのは子ども二五人に一人です。男児だと約十七人に一人です。なぜこれほど自閉症スペクトラムが増加しているのでしょうか？

日本では、一九五〇年では自宅出産が九五％でした。一九六〇年になると自宅出産と病院出産が約半数になりました。一九七〇年になると病院出産が九六％になりました。それ以来現在まで、日本における赤ちゃんの新生児室への隔離の比率はほとんど変わっていません。したがって、最近の自閉症スペクトラムの急増は新生児室への隔離だけでは説明ができません。新生児室への隔離以外に、刷り込みに障害をもたらす他のなんらかの要因が関わっているはずです。

しかし、現在の私の知識では刷り込みに障害をもたらす要因を特定することはできませんでした。確かなことは解らないのですが、考えついた問題を列挙しました。

一　誤刷り込み

キリンの子が汚れた顔を拭いてくれた人を刷り込んで母キリンを嫌いました。また、カバの子が最初に触れた父親の匂いを刷り込んでお母さんカバに近づきませんでした。これらは、母親以外の対象を刷り込んだことが原因でした。

このような、本来の刷り込みとは異なる刷り込みを「誤刷り込み」と名付けました。刷り込みに障害が生まれる原因の一つとして、お母さんを刷り込むよりも前に、他の対象を刷り込んでしまったという誤刷り込みがあります。

1　視覚の誤刷り込み

赤ちゃんの誤刷り込みとしては、マスクをつけた看護師を刷り込むというケースがあります。NICUにいる赤ちゃんはマスクをつけた看護師を刷り込みます。それでもほとんどの赤ちゃんに問題は生まれません。そうでなければ、ほとんどの赤ちゃんが自閉症になっていて、大変なことになっているからです。したがって、マスクをつけた看護師の顔からマスクをつけていない母親の顔へと刷り込みによって生まれた信頼が広がることによって、誤刷り込みの問題が解消しているはずです。

おなじように、生まれてすぐに新生児室に入れられた赤ちゃんも、看護師を刷り込む可能性が高いです。出産後、赤ちゃんは新生児室へ連れて行かれて、新生児室で粉ミルクを哺乳瓶で授乳されます。看護師が新生児を抱いて授乳しているあいだに看護師を刷り込む可能性が高いです。そして、看護師がマスクをつけていたら、マスクをつけた看護師を刷り込むという誤刷り込みが生まれます。それでも、ほとんどの赤ちゃんに問題は生まれません。

しかし、『モーツァルトとクジラ』に書いてあった赤ちゃんは、看護師が母親に渡そうとしたら、母親を押しやりました。そして、この赤ちゃんはアスペルガーになりました。したがって、視覚の誤刷り込みによる「新生児人見知り」が解消する赤ちゃんがいる一方で、「新生児人見知り」が解消しない赤ちゃんもいることになります。この差がどうして生まれるのか定かではありません。

（アスペルガーになったこの赤ちゃんは、マスクをつけた看護師の顔と言葉を刷り込んでいたはずです。したがって、人の顔の刷り込みには障害がありますが、人の言葉は刷り込んでいたことになります。それで、言葉の発達に遅れのないアスペルガーになったと推測します。）

2　嗅覚の誤刷り込み

哺乳類の赤ちゃんには、出産後、母親の乳首の匂いに引かれるという本能が備わっています。人間の赤ちゃんも、出産後、お母さんのお腹の上に乗せていると、自分でお母さんの乳首まで這って行って乳首に吸いつくことが知られています。人間の赤ちゃんにも、お母さんの乳首の匂いに引かれるという、哺乳類の赤ちゃんとしての本能が備わっています。しかし、キリンの子もカバの子も、誤刷り込みが原因で母親の乳を飲まないで死んでしまいました。母親の乳首の匂いに引かれるという哺乳類としての本能の働きよりも、頼るべき母親を特定するという刷り込みの働きの方が強力です。

四匹の子ネコが生まれたときです。四匹とも色が異なっていて、白、黒、白黒、茶トラでした。すると、母ネコのお乳を飲んでいるときに、いつも同じ順番で並んでいることに気がつきました。子ネコは自分が飲む乳首が決まっていました。以前テレビで見たのですが、十何匹も生まれる子ブタも自分の飲む乳首が決まっているという話でした。この、自分の飲む乳首が決まっているということを、どのように解釈すれば良いのでしょうか?

始めに生まれた子ネコは、母ネコの乳首の匂いに引かれて這っていって、母ネコの乳首に吸いつきます。そして、母ネコの乳首の匂いを刷り込みます。次に生まれた子ネコも、母ネコの乳首の匂いに引かれます。しかし、一匹目の子ネコが飲んだ乳首には一匹目の子ネコの唾液の匂いがついています。それで、二匹目に生まれた子ネコは、一匹目の子ネコが飲んだ乳首の匂いには引かれず、母ネコの乳首の匂いがする乳首に吸いつきます。そして、母ネコの乳首の匂いを刷り込みます。そして、三匹目に生まれた子ネコも、それまでの二匹の子ネコが飲んだ乳首の匂いには引かれず、残っている別の乳首に吸いつき、母ネコの乳首の匂いを刷り込みます。同じようにして、四匹目の子ネコも残っている別の乳首に吸いつき、母ネコの乳首の匂いを刷り込みます。

これで、それぞれの子ネコが母ネコの乳首の匂いを刷り込んだことになります。そして、ほかの子ネコの唾液の匂いがついた乳首を拒否するという「新生児人見知り」が生まれて、ほかの子ネコが吸いついた乳首を拒否することになります。また、母ネコの乳首の匂いに自分の匂いがついていても、自分の匂いは拒否する匂いではないので、自分の匂いのついた母ネコの乳首は受け入れることになります（動物園では、生まれた子どもが母親のお乳を飲むと、それでひと安心ということになります）。

母ネコが高齢で子ネコを一匹だけ産んだことがありました。しかし、出産後一週間ほどで母ネコが亡くなってしまいました。そこで、子ネコ用の粉ミルクと哺乳瓶を買ってきました。そして、哺乳瓶で飲ませようとしましたが、顔をそむけて飲んでくれません。子ネコは、母ネコの乳首でさえも自分が飲む乳首が決まっているぐらいですから、そうは簡単には哺乳瓶の乳首を受け入れるはずがありません。何回も何回も繰り返して、冷めたミルクを温め直したり、乳首の穴を大きくしたり、一時間以上も繰り返して、やっとミルクを飲みました。

哺乳瓶の乳首からミルクを飲んだので、これで大丈夫かと安心したのですが、それからも飲ませるのが大変でした。顔をそむけたり、口に入れても拒否して出したり、何回も繰り返してやっと飲むという状態がつづきました。一回目ですんなり飲むようになるまで、三～四日ほどかかりました。やっと匂いの「新生児人見知り」が終わったのです。

子ネコが母ネコの乳首の匂いを刷り込むとすると、新生児室で授乳された赤ちゃんも哺乳瓶の乳首の匂いを刷り込む可能性があります。母乳育児を推進している病院では、授乳に問題が生まれることがあるので、哺乳瓶では授乳しないことになっています。ただし、哺乳瓶で授乳された赤ちゃんも、ほとんどの赤ちゃんはお母さんの乳首を受け入れます。そうでなければ、ほとんどの赤ちゃんが自閉症になってしまうからです。しかし、問題が生まれた赤ちゃんがいました。

杉濡子の『ママ本にしていいよ』から引用します。（学君は二人目の子どもでした。難産でお昼過ぎに産まれ、お母さんは出産後自分のベッドで眠りました。そのあと、看護婦が学君を新生児室から連れてきましたが学君は眠っていました。）

乳首を含ませようとするが、どうしても飲みたがらず、眠り続ける。二度目だから私の母乳は溢れるほど出るが、学のくちびるに乳首をタイミングよく触れさせても、いっこうに口を開いてくれない。看護婦が「二日間は、お母さんの出産後の静養のため、定められた時間だけ赤ちゃんをお連れします。眠っていて飲まなくても、新生児室で飲ませてますから安心して下さい。それからお母さんはお乳がたくさん出るようですから、この哺乳瓶にしぼって入れておいて下さればそれを飲ませてあげます」と言って、学を抱いて出て行った。(p.42-43)

学君はお母さんの乳首を受け入れません。眠っていて目を開けていないので、視覚でお母さんの顔を「新生児人見知り」しているのではなく、嗅覚でお母さんの乳首の匂いを「新生児人見知り」しているはずです。看護婦が「新生児室で飲ませてますから安心して下さい」と言ったように、学君をお母さんのベッドに連れてくる前に、新生児室で粉ミルクを哺乳瓶で飲ませています。そして、お母さんの乳首を拒否していても、新生児室で粉ミルクを飲ませているので問題ないと考えています。誤刷り込みの問題が生まれていることに誰も気が付いていません。
学君は、生後三日目に、お母さんの隣の赤ちゃん用のベッドにきました。そして、お母さんは一日中飲ませる努力をします。そして、生後四日目のことです。

昨日、一日中飲ませる努力をしたので、今日は大成功。昨日より飲み方が上手になったようで、三時間おきでも大丈夫になった。(p.48)

学君は生後四日目にやっとお母さんの乳首から飲むようになりました。匂いによる「新生児人見知り」が終わったのです。しかし、学君は自閉症になりました(キリンの子やカバの子だったら死んでいたでしょう)。ほとんどの赤ちゃんに刷り込みの問題が生まれないのに、なぜ学君に刷り込みの問題が生まれたのか謎です。難産だったことが影響している可能性があります。

二　学習の問題

ティンバーゲン(2000)によると、ガンのヒナの場合、孵化後一八時間を過ぎると刷り込みが完全ではなくなります。そして、孵化後三六時間を過ぎると刷り込みができなくなります。

孵化後三六時間が過ぎると刷り込みができなくなるというのは、恐怖が生まれてきて、親鳥でさえも怖れて逃げるようになるからだという解釈があります（スラッキン p.105）。しかし、人間の赤ちゃんの場合、恐怖が成熟するのは生後六ヵ月過ぎです。したがって、恐怖が生まれてくるから刷り込みができなくなるという解釈は、人間の赤ちゃんには当てはまりません。

また、恐怖が生まれてきて刷り込みができなくなるという解釈だと、刷り込みができるかできないかという二者択一になるはずです。二者択一でも、孵化後三六時間を過ぎると、恐怖が生まれてきて刷り込みができなくなるという現象は説明できます。しかし、孵化後一八時間を過ぎると刷り込みが完全ではなくなるという現象は説明できません。

もう一つ、刷り込みが完全ではなくなるという例がありました。増井は、ツルのヒナがヒトを刷り込む前に、本当の親の声を聞いていると、ヒトを刷り込んでも馴れ方が違い、よそよそしさが残るという例を書いていました。増井はこの現象を、ツルのヒナがヒトを刷り込む前に、「親の声を刷り込まれている」と解釈しています。

しかし、親の声を刷り込んでいるとは考えられません。なぜなら、声はツルの声を刷り込み、顔はヒトの顔を刷り込んでいるというヒナは、想像ができないからです。刷り込みが二つの種に分かれていたら、ツルの声を聞いたらツルを追いかけて、ヒトを見たらヒトを追いかけることになってしまいます。それでは、ヒナは生きていけません。刷り込みは一つの種に限定されるはずです。

また、「あばたもえくぼ」という諺があるように、ひとつが好きになれば全部が好きになります。仮に、ツルのヒナが親の声を最初に刷り込んだとしたら、顔も親の声を出す対象を刷り込むはずです。親の声を出さないヒトの顔は刷り込まないはずです。

したがって、ツルのヒナは、親の声を刷り込んだのではなく、親の声を学習したと解釈します。そして、ヒトを刷り込む前に親の声を学習していたので、ヒトの刷り込みが完全ではなくなったと解釈します。そして、時間が経過して学習が積み重なると、刷り込みができなくなると解釈します。

子ネコは、急に接近してきた私の匂いを、ほぼ一回で危険な匂いではないと学習しました。子ネコの学習能力は非常に高いです。また、「生まれて一日目の赤ちゃんの学習能力が一番高い」といった話をどこかで聞いた記憶があります。私もこの意見に賛成です。赤ちゃんはただ寝ているだけのように見えます。しかし、新しい世界に生まれてきたのですから、触覚でも嗅覚でも味覚でも視覚でも聴覚でも、猛烈な勢いで学習しているはずです。

したがって、赤ちゃんの刷り込みがなんらかの理由で遅れた場合、学習が先行することになります。そして、学習がある程度積み重なると、お母さんの刷り込みが完全ではなくなると解釈します。また、学習がさらに積み重なると、お母さんに抱かれても、お母さんのおっぱいを飲んでも、お母さんの顔を見ても、お母さんの刷り込みができなくなると解釈します。刷り込みができなくなるという刷り込みの臨界期は、学習の積み重ねによって生まれると解釈します。

三　逃避や拒否の眠りと感覚遮断

1　逃避や拒否の眠り

わたしたちは、赤ちゃんが泣かないで静かに眠っていれば、何ごともないと安心します。しかし実際はそうではありません。消耗症で死んでいった赤ちゃんたちは静かに眠っていたのです。

マーガレット・A・リッブルの『乳児の精神衛生』から引用します。

一般に親たちは、要求しているものを得ることのできない乳児は、泣いたり、けったり、その他よくあるような反抗の形で、すぐに激しく反応すると思っているようです。しかしこういった反応は、病気をしたことがなく、初期に過度の欠乏や欲求不満を経験したことのない三ヵ月を過ぎた赤ん坊にはいえることですが、生後数週間の乳児にはあてはまりません。特に、やや早産であったり、出生直後明らかに仮死状態を示したような子どもは、もっと微妙な間接的な仕方で欲求の阻止に反応し、逃避的になったり拒否的になったりします。(p.137)

新生児の眠りにはまったく逆の二つのパターンがあります。

①安らかな眠り

空腹が満たされて、不快感がいやされて、緊張が解消して、安らかになって眠るパターンです。

②逃避や拒否の眠り

過度の欠乏や欲求不満を経験したり、早産や仮死状態だった赤ちゃんが、欲求の阻止に反応して、逃避的になったり拒否的になったりして眠るパターンです。

新生児が逃避的になったり拒否的になったりしていたら、それが原因でお母さんを刷り込めないという可能性があります。そうやって、お母さんを刷り込めないでいると、学習が先行してそのままお母さんを刷り込めなくなるという可能性があります。

『愛の奇跡』のアンは、イギリスのマンチェスターで一九五二年の冬に生まれました。アンが生まれたのは冬のとても寒い日でした。近所の婦人たちと産婆さんが自宅に来て自宅で生まれています。産婆さんが出産後の母親の世話をしている間、誰かが外に面したドアを閉め忘れて、はだかのままで寝かされていたアンは凍えて真っ青になっていたそうです。ただし、「専門家は、本当はあの瞬間、アンは呼吸困難をきたしたのだと思っている」ということです。

「出生直後明らかに仮死状態を示したような子ども」とリップルが書いているように、アンは仮死状態でした。仮死状態というストレスを経験して、逃避的になったり拒否的になったりしていたと考えられます。そして、逃避的になったり拒否的になったりしていたのが原因で、お母さんを刷り込めず、学習が積み重なることでそのままお母さんの刷り込みができなかったという可能性があります。

2　感覚遮断

アンはとてもおとなしい赤ちゃんでした。『ひとりぼっちのエリー』のエリーもおとなしい赤ちゃんでした。『ありがとう、ヘンリー』のデールもとてもおとなしい赤ちゃんでした。典型的な自閉症の場合、とてもおとなしかったという赤ちゃんが多いです。私は、刷り込みに障害があるので、悲しみや痛みや恐怖といった負の感覚や感情が遮断されるという感覚遮断が生まれると解釈していました。

しかし、逃避的になったり拒否的になったりして、泣かないで静かに眠っているという状態が、すでに感覚を遮断しているという可能性があります。したがって、感覚遮断が先に生まれて、感覚遮断が原因で刷り込みができず、感覚遮断がそのまま続いているという可能性があります。

出産時にトラブルがあって難産だった赤ちゃんほど、お母さんに抱かれて「よしよし」と癒される必要があるはずです。お母さんは、生まれた我が子からなんらかの反応が返ってくることを期待して、さまざまな働きかけをするはずです。そして、抱かれて、撫でられて、声をかけられてといった刺激を受けて、遮断されていた感覚が覚醒することによって、お母さんの匂いや顔や声の刷り込みが可能になると推測します。そうであれば、出産時にダメージがあった赤ちゃんが、新生児室に隔離されているというストレスの追加で、遮断されていた感覚が覚醒しないで刷り込みに障害が生まれたという可能性があります。

四　男女の性格の違い

自閉症の発症には、男女で差があります。男女比でおよそ四対一から三対一と言われています。ボウルビィ（1995）は、母子分離された子どもについて次のように書いています。

各年齢水準で、男児に比較して、混乱をはっきり示した女児は少なかった。その上、女児が混乱を示す場合でも、その混乱は男児より弱く短かった。（p.38）

男児の方が女児よりも、母子分離されたときに受けるダメージが強いです。これは、母子分離のダメージだけではなく、ほかの精神的ダメージにも当てはまります。

精神的なダメージは、悲しみ↓怒り↓あきらめ、という順で強くなっていきます。悲しみはなぐさめやすいです。泣いている子どもは、「よしよし」となぐさめると、立ち直るのが早いです。そして、悲しみよりも怒りのほうがなぐさめにくくなります。そして、一番なぐさめにくいのがあきらめです。そして、あきらめた子どもは、なぐさめることさえ「いいよ」と拒否します。ダメージが強いほどなぐさめにくくなり、ダメージから回復しにくくなります。

比較的、女児は泣きやすく、男児のほうが怒りやすいです。怒りやすいというのはあきらめやすいということにも通じます。そして、男児の方が女児よりも、怒りやすくてあきらめやすいという性格の差があります。したがって、男児の方が女児よりも、なぐさめにくく回復しにくいです。

また、怒りは拒否に対応し、あきらめは逃避に対応します。したがって、出産時や出産後になんらかのダメージを受けると、男児のほうが女児よりも拒否的・逃避的になりやすく、なぐさめにくく回復しにくいです。

したがって、出産時や出産後になんらかのダメージを受けると、回復しにくい男児の方が女児よりも、母親の刷り込みに失敗しやすいはずです。また、マスクをつけた看護師を刷り込んだといった「誤刷り込み」の母親への広がりも、怒る男児の方が泣く女児よりも失敗しやすいはずです。

五　視覚の刷り込みの障害

これまで、赤ちゃんは刷り込みをおこなっていないと考えられていました。それで、現在の病院は赤ちゃんの刷り込みにまったく配慮をしていません。赤ちゃんの視覚での刷り込みに障害となる環境がそろっているのが現在の病院です。

1　目薬の点眼

新生児に点眼がおこなわれています。新生児の点眼がどれほどの刺激があるのかわかりません。私は眼薬をさすのは嫌いではありません。眼薬の刺激がかえってすっきりして気持ちが良いぐらいです。しかし、子ネコは眼薬をさすのをとっても嫌がります。それで、子ネコが目の病気のときは、逃げないように押さえていないと眼薬をさすことができません。

新生児にとっても眼薬は刺激が強すぎるのではないかと危惧しています。刷り込む前に点眼がおこなわれると、視覚での刷り込みの障害になる可能性があります。ネットで「新生児・点眼」と検索すると、『自然な出産で健康で賢い赤ちゃんを産む方法』というページが出てきました。その中に、国際的な産科学書として『妊娠、出産における効果的なケアガイド』という本からの引用がありました。

新生児の眼に使用される点眼薬は、眼の開き具合を低下させ、視覚の反応を抑制してしまう。これは出生後の最初の母親と子供の視覚的な交流を障害するかもしれない。

刷り込みという言葉は使われていませんが、私が危惧していたのとまったく同じことが書いてありました。

米国では一時間以内の眼薬の投与が推奨されているそうです。しかし、英国では予防的措置は必要ないとされているそうです。英国では眼薬の投与はおこなわれていないようなので、新生児への眼薬の投与は必ずしも必要とは言えないようです。そうであれば、すぐに止めて欲しいです。特に新生児が刷り込みをおこなう前の眼薬の投与は危険です。

2　分娩室の照明

新生児は、生後三日間ほどは眩しい光を嫌います。アメリカの小児医学者であるブラゼルトン（1982）は、「大きな騒音や眩しい光が与えられると赤ちゃんは深い眠りに引き込んでしまうように見受けられます」（p.145）と書いています。新生児は大きな音や眩しい光でも眠ることで身を守ります。

赤ちゃんが子宮にいたとき、光は一万分の一ほどしかとどいていません。それに対して分娩室は、まぶしいほど明るくて、暗い子宮からでてきた赤ちゃんはほとんど目を開けていられません。特に、お母さんの下半身は無影灯で照らされています。赤ちゃんはスポットライトをあびて産まれてくるようなものです。わたしたちは太陽を見ないようにしています。しかし、生まれたばかりの赤ちゃんが分娩室の照明を見てしまったらその衝撃は計り知れません。

二〇一〇年に起きたチリの落盤事故では、六九日後、三三名の鉱山作業員が救出されました。救出される前に三三名全員にサングラスが支給されました。目を保護するためです。そして、救出されたとき、全員がサングラスをかけていました。こういった大人にされていた配慮が、新生児にはまったくなされていません。

新生児は、薄暗ければ、生まれると一時間ほどは目を開けています。ところが、明るい分娩室では赤ちゃんは目を開けていられません。母親の顔を見ることもできません。明るい分娩室は視覚での刷り込みには不適切です。また、眩しい光を嫌って眠るというのは、世界を拒否していることを意味しています。世界を拒否していれば、視覚での刷り込みに不適切であるばかりか、刷り込み全体にも障害が生まれる可能性があります。

スラッキン（1977）から引用します。

Ｄｉｍｏｎｄ（1968）は家禽の卵を暗がりと照明という二つの状況のもとで孵化し、孵化後二日目にニワトリの雛が移動する対象にどのように反応するかをテストしている。それによると、照明のもとで孵化されたヒナは暗がりのなかで孵化されたヒナよりも回避行動を多く示したし、接近行動をあまり示さなかった。（p.173）

明るいところで孵化したヒナは接近行動（刷り込み）をあまり示しませんでした。分娩室の照明が以前よりも明るくなっていることが、自閉症が増加している原因の一つになっている可能性があります。

ミシェル・オダンの『バース・リボーン』から引用します。

分娩第一期が進行して収縮がだんだん強くなっていくと、産婦は静かな薄暗い場所に移動したいと感じるようになります。哺乳類の動物は、暗く静かな、ひと気のない場所を選んで出産します。（p.71）

赤ちゃんはお乳を吸うとき、目をしっかり開けているので、室内の明かりは赤ちゃんの目を刺激しない程度に薄暗くします。出産のとき、産婦に必要な条件はそのまま、生まれたばかりの赤ちゃんにとっても必要な条件であるということを強調しておきたいと思います。（p.112）

哺乳類の動物も、そして産婦も、静かな薄暗い場所を選んで出産します。そしてそれが、生まれたばかりの赤ちゃんにも必要な条件だとオダンは書いています。通常は、分娩室での権限は医師や助産師などの病院側にありますが、オダンの病院では分娩室での権限を産婦に与えています（ただし、鎮痛剤や麻酔は正常分娩では使用を認めていません）。

通常の新生児の写真は、目を細めていて、眉にしわをよせた、いかにも不快そうな顔をしています。しかし、オダンの本に出てくる新生児の写真はまん丸な目を開けていて顔は凛としています。これが本当に生まれたばかりの新生児かと疑うぐらいの、しっかりとした顔をしています。

吉村医院のお産もオダンの病院のお産とほとんど同じです。吉村正（2010）から引用します。

ある人は家族に囲まれて、ある人は旦那さんと二人だけで、リラックスする音楽をかけたり、好きな香りを炊いたり、みなさん思い思いの環境を整えます。本格的な陣痛が始まると部屋は暗めにします。そのほうがお産に集中できるだもんで。

産婦さんは好きな姿勢で立ったり坐ったり、歩き回ったり、横向きになったり、中にはお風呂に入る人もいます。助産婦は産婦に寄り添って、じっとすべてを受け止めてサポートしております。

わしはといえば、部屋の隅の方でちょこんと座っとるだけ。……そして、いよいよ赤ちゃんが生まれるという瞬間は、その場にいる全員の意識、エネルギーが静かに集中して、言葉では言い表せないほどに感動的な時間が流れます。

生まれた赤ちゃんは、すぐにお母さんの胸に抱かれます。近頃ではカンガルーケアなんて言われておるようですが、そういう言葉が出てくる前から、うちでは赤ちゃんは生まれてすぐにお母さんの胸に抱かれておりました。病院みたいに、生まれてすぐに体重や身長を測ったり、鼻やのどの洗浄をするなんていう野暮なことはいたしません。お母さんと赤ちゃんが初めて会えたことを喜び合う時間以上に大事なものなんてありますか。（p.12-13）

現在の病院でのお産は、お母さんは病院を信じてまな板の上の鯉みたいに分娩台の上に横になって、病院にお任せしています。そして、生まれた赤ちゃんも病院にお任せしています。生まれた赤ちゃんはお母さんから分離されて新生児室に隔離されます。お母さんもひとりで寝かされます。出産におけるお母さんの主体性も本能も発揮される余地がありません。

また、生まれるとすぐに赤ちゃんの体重と身長を測ります。数値を重視するのはいかにも近代科学です。しかし、体重も身長も生まれてすぐに測る必要はないはずです。上野動物園で生まれたパンダの赤ちゃん、シャンシャンの体重は一四七グラムでした。しかし、体重と身長は生まれた次の次の日に初めて測っています。それぐらいパンダの親子には気を使っています。人間の親子と同じぐらい気を使って欲しいです。母乳を飲んでからでも、おしっこをしてからでも、その誤差はたいした問題ではないはずです。

吉村医院のような、お母さんの主体性が尊重された環境で、助産師が寄り添い、暗めの部屋で赤ちゃんを産んで、そのままお母さんが胸に抱き母子同床で過ごせば、赤ちゃんのお母さんの刷り込みに障害が生まれる余地はありません。そして、自閉症になる赤ちゃんはいません。

3　新生児室の照明

新生児室の照明は病院によってかなりのばらつきがあるようです。夜間は豆電球という病院もあるようです。しかし、以前よりも現在の新生児室の照明が明るくなっているようです。照明が明るければ、新生児は目を開けられないので、眠りに逃避して静かに寝ているはずです。そして、新生児が静かに眠っていれば何も問題はないと考えられているはずです。

ネットで新生児室・照明で検索をすると、看護師国家試験の解答で「新生児室の照明は、夜間は照度を下げる」とありました。しかし、「夜間でも五〇〇ルクス以上は保つ」という解答でした。新生児の体調を管理するために、肌の色などの異変にも気がつくように、夜間でもある程度の明るさを保つという趣旨でした。

しかし、五〇〇ルクスというのは事務室の照明と同じ明るさです。事務室は、明るい昼間に外から帰ってきても、それほどの違和感がない明るさになっています。新生児室の照明が夜間でも事務室なみに明るいと、新生児が受けるダメージはかなり大きくて拒否感も強いはずです。したがって、現在の新生児室の照明が明るすぎるということが、刷り込みに障害が生まれる赤ちゃんが増えている原因の一つになっている可能性があります。

4 部屋の照明

現在の病院は、新生児室に限らず、母子が過ごす部屋も新生児には明るすぎます。明るい病院は大人には好評でしょう。しかし、生まれたばかりの新生児には苛酷な環境です。新生児が母親と過ごす部屋の照明は生後三日間ほどは薄暗いぐらいが理想的です。

出産後早期の新生児覚醒状態のあいだに刷り込みができなかった赤ちゃんも、母子が過ごす部屋の照明が薄暗ければ、お母さんが授乳をするときに、あるいは、赤ちゃんが目を覚ましたときに、まん丸な目を開けてお母さんを見つめることができます。お母さんを見つめることができれば、視覚での刷り込みがおこなわれるはずです。

私は団塊の世代で、自宅で生まれています。私が子どものころ、昼間から電気をつけている部屋はありませんでした。夜間のトイレは薄暗い豆電球でした。小学校高学年になっても、夜、トイレに行くのが怖かったのを覚えています。きっと、電気代が高かったのでしょう。電気を節約するという考えがあたりまえにありました。また、部屋の廊下側は障子でした。障子を閉めると、部屋の中は昼間でも薄暗かったです。団塊の世代は、自宅で産まれて、電気が点いていない薄暗い部屋で母子同床で過ごしていたのです。

5　記念写真

自閉症の子どもで、生まれて二週間、目を開けなかったという子どもがいます。また、十年ほど前のことですが、新聞の健康相談で「赤ん坊が生まれてすぐにフラッシュを焚いて写真を撮ったら、一週間経っても目を開けないが、問題はないか？」といった相談が寄せられていたことがありました。新聞でのお医者さんの回答は、視力にまったく問題はないというものでしたが、私は刷り込みのことが心配でした。目を開けなければ、視覚での刷り込みに障害が生まれる可能性があります。

また、目を開けないというのは世界を拒否していることを示しています。世界を拒否していたら、視覚の刷り込みだけではなく、嗅覚や聴覚の刷り込みといった刷り込み全般にも障害が生まれる可能性があります。

現在、携帯電話が普及し、ほとんどの人が手軽に携帯電話で写真を撮るようになりました。フラッシュの機能がついている携帯電話もあります。しかし、刷り込む前の新生児を、フラッシュを焚いて写真を撮るのは危険です。目を閉じていればそれほどの衝撃はないかもしれませんが、目を開けていたら衝撃が強すぎてかなり危険です。そしてほとんど誰もが、赤ちゃんが目を開けている写真を撮ろうとするのではないでしょうか。

さらに最近は、退院時に病院から記念アルバムを贈るというサービスも流行しています。新生児の写真を撮るのであれば、薄暗い部屋で、高感度カメラでフラッシュを焚かずに撮るといった配慮が必要です。

六　自閉症予防の五カ条

以上の考察をもとに、自閉症を予防するために必要な条件を、「自閉症予防の五カ条」としてまとめました。

一．分娩台を廃止する
二．分娩室を薄暗くする
三．出産後すみやかに薄着で母子同床にする
四．赤ちゃんに接する人はマスクをつけない
五．生後二日間は、眼薬の点眼とフラッシュを焚いての写真撮影は禁止する

分娩台を廃止し、分娩室を薄暗くし、出産後すみやかに母子同床にするというのは、すべて、哺乳類としての自然の摂理に戻ることを意味しています。自然の摂理に戻るだけなので、今すぐにでもで

きる簡単なことばかりです。自閉症を予防するためにも、一刻も早く、哺乳類としての自然の摂理に戻さなければなりません。

この本に賛同していただけたなら、「自閉症予防の五カ条」の普及に御協力をお願いします。産科医療の関係者の方は、病院の内部から「自閉症予防の五カ条」を要求して下さい。これから赤ちゃんを産むお母さんとその関係者の方は、後に続く人たちのためにも、病院に「自閉症予防の五カ条」を要求して下さい。内部からの要求と外部からの要求で、現在の病院の出産環境を改善することができます。一人ひとりの力は小さくても、それが集まれば大きな時の流れとなって、日本中の病院の出産環境を改善することができます。そして、世界中の病院の出産環境を改善することができます。そして、世界中の自閉症の発症率を限りなくゼロに近づけることができます。皆様方の御協力をお願いします。

（なるべく医療介入をひかえた自然出産を目指せば、出産が長引き、助産師が寄り添う時間も長くなります。そして、夜間の出産が増えます。そうすると、病院の収入が減り、医師や助産師や看護師の負担が増えます。また、早急に医師を増やす必要があります。しかし、出産における助産師の権限と地位を拡大することで出産環境を改善できるのではないかと推測しています。

ただし、助産師という職業は小さな子どもを持ったお母さんには向いていません。小さな子どもにとって、夜、お母さんが家にいないというのはとても不安なことだからです。助産師という職業は、子どもの親離れが進行して母親の存在が必要不可欠ではなくなったという女性の力で支えて頂きたいと願っています。）

八章　折れ線型自閉症

自閉症には、早期発症タイプと後期発症タイプ（折れ線型自閉症）という二つのタイプがあります。

早期発症タイプというのは、赤ちゃんのときからお母さんの目を見なかった、お母さんに抱かれるときに抱かれることを予期した反応を示さなかったなど、早期から刷り込みの障害が現れているタイプです。

後期発症タイプというのは、お母さんと目を合わせて笑うなど母子関係に問題がなく、言葉も出ていて特に発達に問題がなかったという幼児が、母子関係が失われ、言葉も失われ、それまで出来ていたことも出来なくなり、自閉症の診断基準を満たすようになるというタイプです。

後期発症タイプは、赤ちゃんのときには母子関係が成立しています。その後の発達の過程で、母子関係が失われ、言葉が失われるなどの後退があるので、折れ線型自閉症とも呼ばれています。したがって、折れ線型自閉症の場合は、赤ちゃんのときには刷り込みの障害があらわれていません。ということは、折れ線型自閉症の原因は刷り込みの障害だとは言えなくなります。自閉症の原因は刷り込みの障害のはずですが、これは一体どういうことでしょうか?

一　折れ線型自閉症の例

折れ線型自閉症は、自閉症の約三分の一といわれています。三分の一といっても典型的な自閉症の三分の一という意味です。言葉が失われ、それまで出来ていたことも出来なくなっているので、アスペルガー症候群や高機能自閉症とは診断されません。

かつては、折れ線型自閉症は重度のままだと考えられていました。しかしその後、劇的に改善をするケースもあるということがわかってきました。なかには、自閉症の症状がなくなって、自閉症とは診断されなくなったケースもあります。杉山登志郎(2000)は「早期の治療的介入が劇的な成果を上げたという症例報告は折れ線型のものが多いのである。」(p.57)と書いています。

折れ線型自閉症の例を上げます。

アン-マリーとミシェル

キャサリン・モーリスの『わが子よ、声を聞かせて』から、姉のアン-マリーと弟のミシェルが折れ線型自閉症を発症した経緯を紹介します。

アン-マリーは、ひとりで遊び、手のかからない赤ちゃんでした。しかし、よく泣く赤ちゃんで、慣れないものへの怖れがうかがえました。ひとりで遊び、よく泣いて、慣れないものへの恐れがあったというのは、若干、刷り込みの障害がうかがえます。次は、一歳三か月の時の様子です。

父親が帰ってくるとドアまでヨチヨチ歩いていって両手を掲げ、「パパ！」と言っていたのを思い出す。一歳三か月の、パパのお気に入りの娘だった。

それに、私を捜して台所にやってきて、夕食を作っている私の両脚に抱きついて大きな真剣な目でじっと見上げ、にこっと小さく笑うこともたびたびあった。私は娘を抱き上げ、キスの雨を降らせたものだった。（p.21-22）

一歳三か月のアン-マリーは、父親を出迎えたり、お母さんの顔を見て笑ったりと、親子関係が成立していました。また、「パパ！」などの言葉も出ていました。親子関係が成立していて、言葉も出ていたので、自閉症の診断基準には当てはまりません。しかし、アン-マリーが一歳半になるころ、お母さんのキャサリンは心配になってきました。

望んでいるような進歩は見られなかった。それどころか、もっと黙りこくって不きげんになっていくように思えた。そして、とくにひどく腹を立てた時や激しく泣いた時には、床に頭をぶつけるようになっていた。（p.29）

キャサリンは乳幼児の発達の本を読みあさりました。しかし、参考になるようなことはなにも書いてありませんでした。劣悪な孤児院のような施設に預けられたような子どもは別として、普通に育てられている子どもで、黙りこくって不機嫌になっていき、床に頭をぶつけるようになる子どもは、通常はいないからです。

そこで、キャサリンは医学書を読みました。そして、自閉症という言葉に出会います。一歳半の検診で病院に行ったときに、「もしかして……自閉症である可能性は？」と尋ねましたが、医師はすぐに否定しました。

しかしその後、「アンｰマリーはわたしたちから離れていっている。どんどん遠ざかっていっている。」(p.40) と書いているように、親子関係が失われていきました。そして、一歳九か月の時に、自閉症と診断されました。アンｰマリーは、一歳半では自閉症であることを否定されましたが、三ヵ月後の一歳九か月では、自閉症と診断されるほどに後退していました。

次は、アンｰマリーの弟のミシェルの例です。ミシェルはアンｰマリーが一歳九ヵ月で自閉症と診断される日の四日前に生まれました。

ミシェルはアンｰマリーの経過とはずいぶんいろいろな面で異なっていた。アンｰマリーは引きこもりが目立ったが、ミシェルはもっと社交的だった。両腕を上げて抱っこされたがり、笑顔も

見せたし、大きく笑ったりもした。（p.276）

ミシェルはまだ一歳一か月か二か月のころ、パパの帰宅歓迎委員会の委員長だった。もし、マークが早く帰宅しようものなら、ドアにかぎを差し込む音を聞き付けて、歓声をあげ、廊下を時速一〇〇キロでヨチヨチと疾走し、パパの脚に抱きついたものだった。（p.290）

ミシェルは社交的で、抱っこされたがり、一歳になる前に、「パパ」も「ママ」も言えました。姉のアン－マリーの療育で大変だった母親のキャサリンが、弟のミシェルの笑顔で癒されるという赤ちゃんでした。しかし、それから言葉はほんの少ししか増えませんでした。一歳半では、つま先歩きが少し増えてきて、両親以外の人にはあまり興味を示さなくなっていました。

一歳七か月の時に、アン－マリーが検査に行った病院で、多少の心配があったので、ついでにミシェルの検査をしてもらいました。その結果、「意思伝達と社会性の面で、年齢にふさわしいレベルから約六か月遅れています」と言われました。しかし、「今日のところは自閉症には見えません。」と言われました（p.279-280）。次は、ミシェルが二歳になるころの様子です。

日増しに激しく泣き叫ぶようになっていた。何かできないと、かんしゃくを起こしてますます暴れるようになった。つま先歩きも目立ってきている。私とは目を合わせるが、ほかの誰にも関心をしめさない。（p.283）

ミシェルを病院に連れて行きましたが、怒って暴れるだけで診断はできませんでした。そこで、信頼できる医師に自宅に来てもらい、自宅でのミシェルの様子を診てもらいました。診断は自閉症でした。ミシェルは、一歳七か月では自閉症とは診断されませんでしたが、それから五か月後の二歳のときには、自閉症の診断基準を満たすようになっていました。

アン-マリーは、赤ちゃんのころから、ひとりで遊んでいるとか慣れないものを恐れるなど、多少は刷り込みの障害をうかがわせる徴候が出ていました。しかし、ミシェルには刷り込みの障害をうかがわせるような徴候はまったく出ていませんでした。

（以前は、二歳以降まで正常に発達していて後退した場合は、小児期崩壊性障害と診断されていました。しかし現在は、発症したあとの症状が自閉症とほとんど同じなので、自閉症と診断されるようになりました。）

二　発症の契機

アン-マリーやミシェルは、特にこれといったきっかけ（契機）はなく徐々に後退をしていき、自閉症と診断されました。折れ線型自閉症は、特にきっかけはなく、徐々に後退をしていったというケースがあります。

しかし、きっかけがはっきりしていて、急激に後退をしたというケースがあります。そして、後退をしたきっかけは、ひとつではなくさまざまです。北畠道之（1993,p.119）とフランスのアルフレッド・ブローネ（1993,p.24）からまとめました。ブローネは心的外傷性の事件と書いています。

・突然の激しい恐怖（注射、予防接種、サイレンの音）
・耳炎、小児特有の病気など
・外科手術
・母の入院
・なついていたお手伝いさんがやめた
・祖父母の死
・弟や妹の誕生
・引っ越し

以上が二人の本に書いてあった折れ線型自閉症が発症した契機です。しかし、これ以外にもまだほかのケースがあります。

『愛の奇跡』に、二歳の時に自閉症を発症した男の子のケースが載っていました。アンは八歳になってから言葉が出てきました。そこで、父親が行政に働きかけて、やっとのことで、小規模な特殊学校に試験入学が許可されました。アンに対して教育が可能かどうかを調査するための試験入学でした。しかし、許可された試験入学の期間はたったの二週間でした。

イギリスでも自閉症がほとんど知られていない時代でした。アンは精神分裂病と診断されていて、自閉症とは診断されていませんでした。しかし、その特殊学校の校長先生には親類に自閉症の子どもがいました。自閉症のことを知っていた校長先生は、すぐにアンも自閉症だとわかりました。そして、アンを親身になって支援してくれました。その校長先生の親類の子どもが折れ線型自閉症でした。しかも、自閉症を発症した契機がはっきりしていました。

その子は二歳の時、雨で増水した川に落ちた。……土手から突き出ていた木の根になんとかつかまることが出来た。そこにしがみついて、大声をあげた。発見されるまでの二時間もの間叫び続けた。やっと助けられたときは、口をきくことも、どうすることも出来なくなっていた。完全に引きこもってしまっていた。自閉症にかかってしまったのだ。（p.102）

この事例では、恐怖と呼べる大きな精神的ストレスが自閉症を発症した原因だということがわかります。母の入院、なついていたお手伝いさんが辞めた、祖父母の死、弟や妹の誕生は、精神的なストレスです。また、引っ越しというのも、環境の全面的な変化なので、幼い子どもにとっては精神的なストレスになる可能性があります。

また、注射や病気や外科手術は身体的ストレスですが、身体的ストレスも精神的ストレスをともないます。幼い子どもにとっては、たとえ注射一本でも、予防接種でも、痛いだけではなく恐怖といった大きな精神的ストレスをともなう可能性があります。まして、予防接種で副作用が出て体調を悪くすればなおさらです。

したがって、自閉症を発症した契機がはっきりしているケースでは、精神的ストレス、あるいはブローネが書いているように、心的外傷性の事件が契機になっていることになります。

ではなぜ、精神的ストレスや心的外傷性の事件で自閉症を発症するのでしょうか？　また、発症した契機が特にはっきりしていないケースはどうなのでしょうか？

三　全面的恐怖症の発症

『星に願いを』というブログから引用します。ニューヨークで生まれたまこちゃんは、二歳のときに日本に帰国しました。その引っ越しが契機となって小児期崩壊性障害（自閉症）を発症しています。

何の異常も見られず、「2才まで元気に健康にすくすくと正常に成長」したのです。……わたしたちの幸せは　2年で終わりました。

日本に帰国して1週間後、わたしたちの顔さえ判別がつかなくなり　小さな小屋の中でおびえ

てふるえ　言葉を完全に失い　パンツトレーニングも終わる頃がおむつにもどり、８ヶ月で捨てたほ乳瓶を常時くわえ、意識がもうろうとして、おふろやトイレも怖がってはいれないくらいおびえ、お散歩がだいすきだったのにドアノブさえ恐怖でさわれなくなり　外にでれば泣き叫び恐怖で走り回り　まるで別人のようになってしまった子どもを抱えて……

このブログでは、二歳の幼児が引っ越しを契機に恐怖症を発症したことが示されています。そして、全面的恐怖症といえるほど広範囲に恐怖症が広がっています。全面的恐怖症の発症というのは、一章で紹介したジーンという少女と同じです。まこちゃんは、引っ越しが契機となって全面的恐怖症を発症しています。しかし、引っ越しで全面的恐怖症を発症するというのは通常では考えにくいです。どういうことなのでしょうか？

恐怖症として代表的なものにパニック障害があります。発症率は二％ぐらいと言われています。おもに青年期に発症しますが、子どもも発症することがあります。そして発症する原因は、身近な人の死、ペットの死、両親の離婚などのショックとなる出来事や、睡眠不足、風邪、日常生活のストレス、疲労なども原因になります。さらに、就寝前とか、リラックスをしているときに発症することもあります。これは、寝ているときに怖い夢を見ることがあるのと同じで、リラックスをしていると、恐怖を抑えている抑制が薄れて恐怖を感じやすくなることがあるからです。パニック障害は、突然恐怖が湧いてきてパニックになったという経験を繰り返すことで、また恐怖が湧いてきてパニックになるのではないかという恐怖から生まれる障害です。

お化け屋敷で怖い思いをしたら、お化け屋敷に入らないようにすれば問題はありません。ところがパニック障害は、時間も場所も選ばず、特に理由もないのに突然恐怖が湧いてくるので、対応のしようがありません。それで常に、恐怖に襲われてパニックになるかもしれないという恐怖を抱えることになります。この恐怖が嵩じると、電車に乗れなくなったり、家も出られなくなったりするなどの回避行動が生まれて生活に支障が生まれます。生活に支障が生まれると障害ということになります。

パニック障害を発症する契機と折れ線型自閉症を発症する契機は、ショックやストレスという点で重なっています。さらに、睡眠不足、風邪、疲労など、些細なことでも発症し、リラックスをしていても発症するというのは、特に発症の契機がないという折れ線型自閉症と重なっています。

まこちゃんは、引っ越しで全面的恐怖症を発症し、自閉症になりました。したがって、全面的恐怖症の発症が自閉症につながっています。しかし、アン-マリーやミシェルはどうなのでしょうか？アン-マリーは黙りこくって不機嫌になり、徐々に後退して自閉症を発症しています。ミシェルは日増しに激しく泣き叫ぶようになって自閉症を発症しています。

アン-マリーは床に頭をぶつけるようになりました。ミシェルはつま先で歩くようになりました。床に頭をぶつけたり、つま先で歩いたりするのは、いずれも恐怖が原因となって生まれる行動です。したがって、二人とも、はじめになんらかの恐怖症を発症し、その恐怖症が徐々に進行して全面的恐怖症になり、自閉症になったと推測します。幼児が恐怖症を発症すると、歯止めがかからない、あるいは、歯止めがかかりにくく、全面的恐怖症に進行しやすいと推測します。
しかしなぜ、全面的恐怖症を発症すると、親からも離れていき、言葉が失われ、それまで出来ていたことも出来なくなり、自閉症になるのでしょうか？

四　全面的恐怖症と自閉症

一章で篁が指摘しているように、自閉症の人は、心臓がドキドキしているなど身体には恐怖があらわれていますが、顔は涼しげで顔には恐怖があらわれていません。それは、恐怖が意識されていないからです。

これは、神経の過重負担（過剰な刺激）に対する、脳の生物学的防衛反応です。盲視とおなじように、身体は恐怖に反応していますが、恐怖は意識のレベルに到達していません。恐怖という過剰な刺激が意識の層に届かないように、脳が恐怖を遮断しているというのが典型的な自閉症です。

（アスペルガーや高機能自閉症の場合は恐怖を意識しています。脳が恐怖を遮断していません。脳が恐怖を遮断していないのは、おそらく、抱えている恐怖のレベルが典型的な自閉症ほどは強くないからだと推測しています。なぜなら、アスペルガーや高機能自閉症の場合は、多少なりとも刷り込みがおこなわれているからです。また、典型的な自閉症でも、恐怖症の治療をおこなっていき、抱えている恐怖のレベルが軽減していくと、それまで表に出てこなかった恐怖が表に出てくるようになるからです。したがって、恐怖が強いと脳によって遮断されますが、恐怖がそれほど強くない場合は遮断されないと考えられます。）

1　意識の遮断

私は、滝壺に飛び込もうとしましたが、恐怖が湧いてきて飛び込めませんでした。そこで、周りの景色を見て「きれいだな！」と意識をして、滝壺に飛び込もうとする意識を閉ざしました。そうすれば恐怖は湧いてきませんでした。そしてそのまま滝壺に飛び込みました。つまり、怖いことを意識すると恐怖が湧いてきて、怖いことを意識しなければ恐怖は湧いてこないということになります。

したがって、恐怖の世界をサバイバルする戦略は、怖いことを意識しないという戦略になります。

また、全面的恐怖症だと、何も意識をしないという戦略を採用することになります。何も意識をしないという戦略を採用することで、恐怖が意識の層に届かなくなり、恐怖を遮断できるようになります。

したがって、脳は恐怖を遮断していたのではなく意識を遮断していたことになります。

意識をしないとはどういうことなのか、という疑問があるかと思います。

たとえば、自動車の運転を習っている初心者は、「キーを回してエンジンをかけて、それからギアを入れて」と、いちいち意識して操作をします。それで動作がぎこちなくなります。しかし、自動車の運転に慣れてくると、意識をしないでも身体が動くようになります。自動車の運転では、自動車の操作を意識することはかえって邪魔になります。スポーツでも同じです。意識をしてから動くと、その分、動きが遅れてしまいます。このように、意識をしないで無意識で動くというのは、わたしたちに普通に具わっている脳の機能です。

しかし、自動車の操作を意識しないというのは、何も意識をしないということではありません。助手席に座っている人と話をしたり、前方に意識を集中したりします。また、スポーツで意識をしないというのも、ごく短いその瞬間だけです。ずっと何も意識をしないというのは簡単ではありません。

（逆に、アスペルガーの場合は、「知的」で何事も意識をしています。藤家寛子（2004）は、小学二年生の頃、「私はその当時、歩く時はいつも、右を出して、それから左を出して、と、考えなければ歩くことができませんでした。」（p.12）と書いています。おそらく、私が周りの景色を見て「きれいだな！」と意識したように、怖くないことをたえず意識することで、恐怖を意識しないようにして恐怖の世界をサバイバルしているのだと推測します。アスペルガーは、何事も意識をしているので、自動車の運転を習っている初心者のように、何事にも不器用なのだと推測します。）

2　幼児期の発症

何も意識をしないというのは、禅の無念夢想という境地と同じです。「心頭滅却すれば火もまた涼し」という境地です。しかし、無念無想という境地を、ある程度の時間、維持するのは至難の業です。無念夢想というのは、修業してようやくたどり着ける境地です。また、座禅をしているときに無念無想の境地を保つだけで、通常は無念無想ではありません。普通の人と同じように、さまざまなことを、言葉を使って考えているはずです。

それに対して、まったく言葉のない重度の自閉症の子どもはいつも無念無想のはずです。おそらく、言葉を身につける過程にいる幼児は、意識をしないという無念無想の戦略を容易に採用できるのだと推測します。それで、全面的恐怖症を発症すると、意識をしないという戦略を採用して自閉症になるのは、三歳ぐらいまでの幼児が多いのだと推測します。

全面的恐怖症を発症した幼児は、意識をしないという戦略を採用することによって、意識の層を閉ざします。そうすることにより言葉を使えなくなり、言葉が消えていきます。そして、人という言葉を使う存在は、意識の層を活性化させて恐怖を意識させる存在になります。それで、人という言葉を使う存在は避けるべき存在になり、母親からも離れていくことになります。したがって、折れ線型自閉症は、幼児が全面的恐怖症を発症したときに、意識の層を閉ざすという戦略を採用することによって発症する恐怖症ということになります。意識の層を閉ざすという戦略を採用することで、全面的恐怖症という恐怖の世界を、恐怖を意識しないでサバイバルできるようになります。

しかし、恐怖の世界をサバイバルできるようになっても、全面的恐怖症そのものは治っていないので、世界との接触を回避するようになります。それで、それまで出来ていたこともできなくなり、ほとんど何もできなくなります。また、ちょっとしたことで身体には恐怖があらわれて、アンｰマリーのように頭をぶつけるようになったり、ミシェルのようにつま先で歩くようになったりかんしゃくを起こしたり暴れたりするようになります。

3　発達と回復

典型的な自閉症は、恐怖を遮断するために脳が意識を閉ざしています。しかし、『愛の奇跡』のアンは、二歳になる前に、大きな犬が突然飛び出てきて「ギャー」と叫び声をあげました。大きな犬が突然飛び出てきたので、犬を意識せざるを得なかったのです。意識せざるを得なかったので、意識を閉ざしていたという脳の戦略の一角が崩れました。それからは、犬を意識するようになり、犬を怖がるようになって、家の外に出られなくなりました。

アンは家の中にある日用品でさえも数え切れないほど怖い物がありました。しかし、それらは意識されていないので怖くはありませんでした。しかし、身体は反応して回避していました。それが、自分では食事をしないなど、ほとんどなにもしないという行動になっていました。アンは七歳まで哺乳瓶をくわえて椅子に座ってその椅子を揺すっているだけでした。

意識をしないという脳の戦略は、犬を意識して怖がるようになったように、完璧ではありません。また通常は、意識をしても、怖くはない、大丈夫だという物事も徐々に見つかっていきます。アンは、恐怖症として治療をおこなうことで、家の中にある日用品が怖くなくなりました。

そうやって恐怖が軽減していくと、使える言葉も見つかってきて、脳によって閉ざされていた意識が開かれていきます。そして、アンのように自閉症の子どもの発達につながっていきます。また、折れ線型自閉症の子どもの場合は、全面的恐怖症からの回復につながり、アン-マリーやミシェルのように自閉症からの回復につながっていきます。

五　折れ線型自閉症の原因

折れ線型自閉症には、おとなしく一人で遊び、慣れないものへの恐れがあったというアン－マリーのように、乳児期から発達に多少の問題があったというケースがあります。したがって、アン－マリーのようなケースは軽度の刷り込みの障害が伺えます。

しかし、ミシェルやまこちゃんのように、乳児期に発達の問題がなかったというケースはどうなのでしょうか。乳児期に発達の問題がないので刷り込みの障害があるとは言えません。

1　団塊の世代

二章で書いたように、団塊の世代には自閉症の子どもはほとんどいません。したがって、団塊の世代には折れ線型自閉症の子どももほとんどいません。折れ線型自閉症も団塊の世代の後から徐々に増えてきました。したがって、団塊の世代の幼児は、折れ線型自閉症を発症しなかったことになります。なぜ、団塊の世代の幼児は折れ線型自閉症を発症しなかったのでしょうか？

それは、団塊の世代の幼児は、注射でも、母親が入院しても、弟や妹が産まれても、引っ越しをしても、恐怖症を発症しなかったからです。したがって、団塊の世代の幼児には、多少の精神的ショックやストレスがあっても、恐怖症を発症しないだけの精神的な強さがあったということになります。

ところが、団塊の世代の後の幼児は、こういった経験で恐怖症を発症し、自閉症になるケースがでてきました。したがって、団塊の世代の後の幼児には、小さな精神的ショックやストレスで、恐怖症を発症してしまうという精神的な弱さがあったということになります。

では、恐怖症を発症するか発症しないかを決める、精神的な強度を決定する要因は何なのでしょうか？

2　恐怖を抑えている構造の強度

三章で、母親への信頼が恐怖を抑えて安心を生みだしているということを示しました。これを、「母親への信頼が恐怖を抑えるという構造」が精神内部に形成されていると、私は解釈しています。したがって、小さな精神的ショックやストレスでも恐怖症を発症するのは、「母親への信頼が恐怖を抑えるという構造」が弱いからということになります。

恐怖を抑えているのは母親への信頼です。したがって、母親への信頼が弱いということになります。母親への信頼は刷り込みによって生まれます。したがって、恐怖症を発症するのは刷り込みが完全ではなかったからということになります。これを図にすると次のようになります。

母親の刷り込みが完全ではない
↓

母親への信頼が弱い

↓

「母親への信頼が恐怖を抑えるという構造」が弱い

したがって、刷り込みが正常であれば、「母親への信頼が恐怖を抑えるという構造」が正常な強度になります。そして、刷り込みが完全でなければ、完全ではないという度合いに応じて、「母親への信頼が恐怖を抑えるという構造」が正常な強度よりも弱くなります。（母親への信頼が生まれていない場合は、この構造が生まれていないことになり、早期発症タイプの自閉症になります。）

たとえば、ほとんどの家が倒壊しないような震度五の地震で十軒の家が倒壊したとします。倒壊した十軒の家は、いずれも、その家の構造が弱かったのが原因です。そして、倒壊しなかった家は、震度五の地震に耐えられただけの、その家の構造に十分な強度があったということになります。

この例とおなじように、「母親への信頼が恐怖を抑えるという構造」の強度が弱いと、注射や引っ越しといった小さな精神的ショックやストレスでも、恐怖症を発症し、自閉症を発症することになります。

団塊の世代の幼児は、母子同床で正常な刷り込みがおこなわれているので、「母親への信頼が恐怖を抑えるという構造」に正常な強度が生まれています。したがって、団塊の世代の幼児は、注射でも、母親が入院しても、弟や妹が産まれても、引っ越しをしても、これぐらいの精神的ショックやストレスでは、恐怖症を発症しなかったのです。

ただし、『愛の奇跡』に出てきた、川に流された二歳の男の子のように、とても怖い経験をした場合は、正常な強度であっても、二歳という幼さでは耐えられず恐怖症を発症したことになります。

ただし、「母親への信頼が恐怖を抑えるという構造」の強度は、母親の子育てといった育児環境の影響を受けないのかという疑問が残ります。しかし、団塊の世代には、折れ線型自閉症の子どももほとんどいません。また、育児環境は、団塊の世代もその後の世代も、それほど変わっていないはずです。したがって、育児環境は幼児期における「母親への信頼が恐怖を抑えるという構造」の強度には影響していないということになります。

3　折れ線型自閉症からの回復

折れ線型自閉症を発症する原因になる刷り込みの障害は、早期には自閉症には当てはまらないような、正常に近い、あるいは正常な発達を生みだしているので、刷り込みの障害としては軽度です。

折れ線型自閉症の場合は刷り込みの障害としては軽度ですが、全面的恐怖症を発症して自閉症を発症すると、母子関係が失われ、言葉も消え、それまで出来ていたことも出来なくなるという、重度の自閉症になります。そして、全面的恐怖症を治療しないで放置していると、重度の自閉症のままになります。

しかし、アン-マリーとミシェルは、早期に行動療法を始めて劇的に回復しました。劇的に回復したのは、全面的恐怖症の治療がおこなわれたからです。そして、刷り込みの障害としては、正常に近い、あるいは、正常な発達をしていたという軽度だったからです。

これまで、自閉症は治らないと考えられてきました。しかし、杉山登志郎が「早期の治療的介入が劇的な成果を上げたという症例報告は折れ線型のものが多いのである。」と書いているように、折れ線型自閉症は、早期に恐怖症として治療を開始すれば、自閉症が治ったと言えるような劇的な回復をすることになります。

以上、折れ線型自閉症も、よほどの怖い経験をしない限り、刷り込みの障害が原因であることを示しました。したがって、「自閉症予防の五カ条」が普及すれば、折れ線型自閉症もそのほとんどが予防できることになります。

九章　恐怖症の治療

私は、自閉症にともなう恐怖をどうすればよいのかという課題を、自閉症の研究を始めたときから抱えていました。そこで、恐怖や恐怖症に関する本を読みました。すると、一部の恐怖症をのぞき、ほとんどの恐怖症が治療できるようになっていることがわかりました。また、これまでおこなわれてきた自閉症の子どもの療育の一部が、恐怖症の治療に当てはまっていることがわかりました。そして、自閉症にともなう恐怖から生まれている症状も恐怖症として治療できることがわかりました。

始めに、一般的な恐怖症の治療を紹介します。次に、自閉症の本に載っていた自閉症の子どもの恐怖症の治療例を紹介します。そして最後に、私の治療例を紹介します。

一　恐怖症

手を執拗に洗い続けるといった強迫性障害は恐怖症の一種です。強迫性障害は精神分析でも心理療法でも治療ができませんでした。それで、強迫性障害の治療は難しいと考えられていました。しかし、一九六六年に大躍進が起こり治療法が見つかりました。しかも、その治療法はいたって簡単なものでした。入院している患者が手を洗うなどの強迫行動をするのを、二四時間、妨害するだけで急速に改善したのです。しかも、その効果は一時的ではなく長く続きました（リー・ベアー p.68）。始めに、恐怖症の特徴を紹介し、次に、恐怖症治療の要素を紹介します。

1　恐怖症の四つの特徴（グッドウィン p.49）

①恐怖が持続的で度を越している

落馬した後に乗馬を怖れるようになっても、それが持続していなければ恐怖症ではありません。落馬した後に乗馬を怖れるようになるのは普通だからです。乗馬の怖れが持続し度を越していると恐怖症ということになります。

②回避する

落馬しても、馬に近づくことができればやがて乗馬できるようになります。ところが、落馬への恐怖が度を越していると馬に近づくことさえも怖れるようになります。そうなると、いつまでたっても乗馬できるようになりません。回避をともなわない恐れは自然と薄れていきますが、回避していると恐怖が持続します。

③不適応をともなっている

落馬を怖れて乗馬をしなくなっても、都会で働くサラリーマンであれば生活に支障は生まれません。したがって、恐怖症として治療をする必要は特にありません。しかし、生活が脅かされたり社会への適応に支障が生まれていると、恐怖症として治療をする必要があります。

④本人も不合理だと思っている

ライオンを怖がっても恐怖症ではありません。ライオンを怖がるのは合理的な恐怖だからです。しかし、子犬を怖がれば、ほとんどの場合、合理的だとは見なされません。したがって、恐怖症ということになります。

以上が恐怖症の特徴です。通常、わたしたちは恐怖という感情によって守られています。恐怖という感情は生きていくには必要で、役に立つ感情です。幼い子どもでも崖に近づくと恐怖が生まれます。そして、それ以上は崖に近づかないように、恐怖が幼い子どもを守っています。アフリカで狩猟採集生活を送っている民族であれば、ライオンを怖れなければ大変です。都会の住人であれば、車に轢かれることを怖れなければ大変です。

しかし、不合理な恐怖によって生活に支障が生まれているケースがあります。そのようなケースは恐怖症ということになり、治療が必要になります。

2　恐怖症治療の三つの要素

①エクスポージャー（直面）法

　恐怖症の治療は怖れている対象に直面して立ち向かうというのが基本です。恐怖症は怖れている対象から回避しているとなかなか治りません。怖れている対象に、回避しないで、直面して立ち向かうというのがエクスポージャー法です。

　といっても、なにもライオンに立ち向かうということではありません。ライオンに立ち向かったら大変です。犬が怖くて、子犬でも極度に怖がるというのであれば犬恐怖症ということになります。ですからこの場合は、犬に立ち向かうのがエクスポージャー法になります。犬にさわる、犬をなでるというのが、怖れている対象に直面するということになります。患者本人としては、犬にさわるのも、ライオンにさわるぐらい怖いのです。

　しかし、犬にさわっても、怖れているようなことはなにも起きません。怖れているようなことはなにも起きないということを身体が実感し、犬にさわっても恐怖を感じないようになれば、犬恐怖症の治療は終わりになります。もちろん、獰猛な犬ではなく人に馴れたおとなしい犬を使います。

　犬を怖がるといった恐怖症は単一恐怖症と呼ばれています。単一恐怖症は、犬にさわるなど、対象に直面しやすいので治療が簡単です。それに対してパニック障害は、怖れている対象がないので、対象に直面できません。それで治療が難しくなります。

②スモールステップ法とフラッディング法

直面の仕方にはスモールステップ法とフラッディング法という二つの方法があります。

スモールステップ法は、怖れている対象に少しずつ近づいていくという方法です。あまり恐怖を感じないレベルからはじめて、少しずつ怖れている対象に近づいていきます。時間をかけて、ステップごとに恐怖を克服して自信をつけていきます。たとえば、犬恐怖症であれば、子犬を見るということから始めます。

フラッディング法は、怖れている対象にいっぺんに直面します。

> 治療は極めて簡単である。恐怖症は一回のセッションで治療するが、普通は数回のセッションがなされる。その秘訣は、恐怖症の人を最大級のパニック状態に置き、パニックが和らぐまで、その状態を維持することである。もし、パニックが和らぐ前に、恐怖状況から逃げるとすれば、彼はより悪い体験をしたことになってしまう。（グッドウィン p.212）

犬恐怖症であれば、大きな犬に触ることからはじめます。やはり人に馴れたおとなしい犬を使います。恐怖症の治療は、怖れている対象に直面しても、怖れているようなことは何も起きないということを身体が経験して実感する必要があります。

恐怖症というのは、怖れる合理的な理由がないことに恐怖を感じることを指します。ですから、怖れている対象に直面しても怖れているようなことは何もおきません。「怖れているようなことは何もおきなかった！　大丈夫だった！」という経験をして、大丈夫だということを身体が実感すれば恐怖を感じなくなります。また、恐怖を感じるのではないかという恐怖心も生まれなくなります。恐怖を感じなくなり、恐怖心が生まれなくなれば、恐怖症の治療は終わりです。

③介助者

恐怖症の治療で、必要不可欠とまでは言えませんが、非常に有効な要素があります。それは、そばにいる、手をつなぐ、共感をする、模範を示す、励ます、賞賛をする、といった介助者の存在です。恐怖症の治療を自分一人でおこなうのは難しいです。というのも、恐怖というのは自分一人では立ち向かえないほどの強力な力を持った情動だからです。

そこで、だれか信頼できる人が一緒にいてくれるとやりやすくなります。さらに、手本を示してくれて、「大丈夫！　頑張って！」と励ましてくれると、もっとやりやすくなります。そして、頑張った後に、「やったァー、すごーい！　頑張ったね！」とほめて認めてくれると、頑張って恐怖を克服したことが強調されます。そして、「頑張って良かった、もっと頑張ろう！」と、恐怖に立ち向かう意欲が生まれてきます。

こういった、そばにいてくれて、共感してくれて、励ましてくれて、ほめてくれる存在、それが介助者と呼ばれる存在です。介助者は治療者でもあります。しかし、治療をする人というよりは、恐怖に立ち向かって戦う本人を助けて、ともに戦う人という意味あいが強いです。それで、治療者というよりは介助者と呼ばれています。

二　恐怖症治療の原則

1　早期発見・早期治療

早期発見・早期治療というのは、恐怖症全般にあてはまる原則です。ただし、閉所恐怖症になっても、勤めている会社が高層ビルにあって、毎日エレベーターに乗らなければならないような会社員であれば、閉所恐怖症は進行しません。そして、生活そのものが恐怖の対象に直面するという恐怖症の治療になっているので、自然と治る可能性が高いです。

しかし、恐怖症にとっての環境に恵まれていると、恐怖症は広がる性質があります。ジョン・S・マーチ、K・ミュール著『認知行動療法による子どもの強迫性障害治療プログラム』の訳者、岡崎美代・原井宏明の「あとがきにかえて」より、不潔恐怖症を発症した少女の例を紹介します。

・十一歳：不潔恐怖症を発症、本を素手で触りたくないとビニール袋を使うようになる。学校や友達が汚いと登校をしぶるようになる。
・小六年：祖父母も汚いと避けるようになる。教室に入れなくなり特別室登校になる。
・中一年：父親も汚いと避けるようになる。子供部屋から出なくなり学校に行けなくなる。

・十四歳：妹と一緒の子供部屋は嫌だというので、家を改築して自分専用の部屋を作る。自室を清潔区域と不潔区域に分けるようになる。徐々に清潔区域が狭くなり、二段ベッドから降りられなくなり、紙オムツをするようになる。排泄を避けるようになり、食事も少量しか食べなくなる。母親が作る食事は汚いと、コンビニの物しか食べなくなる。

この少女は、十一歳のときに不潔恐怖症を発症しました。始めは、学校にも行けていて、通常の生活ができていました。しかし、不潔恐怖が強くなっていき、その対象も徐々に広がっていきました。そして、学校に行けなくなります。また、祖父母も、父親も汚いと避けるようになりました。さらに家族は、少女の訴えを受け入れて、家を改築して少女専用の部屋を作りました。しかし、その少女専用の部屋も、清潔区域と不潔区域に分けて、徐々に清潔区域が狭くなっていきました。そして、二段ベッドから降りられなくなり、トイレにも行けなくなり、紙オムツになってしまいました（この状態は、ベッドの中が好きだったという自閉症の赤ちゃんと同じです）。

そしてようやく、十六歳で訳者のもとに受診し、五か月目には塾に通い始め、単位認定制の高校へ入学しました。そして、治療を継続して、徐々に年齢相応の生活ができるようになりました。しかし、不潔恐怖症が五年間も放置されて重度になっていたために、治療にはかなりの時間がかかりました。この例では、家族全員が優しくて、改築して少女専用の部屋を作るなど、少女に協力したというよりは、少女の不潔恐怖症に協力していました。

2　恐怖症治療の三つの原則

恐怖症の治療では、本来の人格と恐怖症の人格と、人格を二つに分けて考える必要があります。恐怖症の場合は、表に出ているのは恐怖症の人格で、本来の人格は埋もれています。不潔恐怖症の少女の場合は、家族は表に出ている恐怖症の人格を尊重し、恐怖症の人格に協力していました。それにたいして、恐怖症の治療は、本来の人格を尊重し、本来の人格に協力するという意味があります。

次にあげる恐怖症治療の三つの原則はすべての恐怖症の治療に当てはまります。しかし、自閉症に絞って説明します。

①勝つ気がないなら始めない（勝って終わる）

自閉症にともなう恐怖症の治療には「勝つ気がないなら始めない」という原則があります。イアン・A・アシュトン著『自閉症児――ドゥースクロフト校の試み』から引用します。ドゥースクロフト校は自閉症児専門の寄宿学校です。「勝つ気がないなら始めない」という原則は、この本に数回書いてあるというドゥースクロフト校の基本方針です。

> 子どもに大事なたたかいを挑もうと思ったなら、勝つ気がなければするなということである。でなければ始める意味が何もないからである。（p.31）

アシュトン校長は恐怖症の治療をおこなっているとは書いていません。しかし、たたかいになるというのは、子どもに抵抗があるからです。そして、抵抗があるというのは怖いからです。したがって、たたかいを挑むというのは、恐怖症に挑むという意味になります。そして、恐怖症の治療をおこなうという意味になります。

障害児専門の学童保育所で、水分をまったく摂らない子どもがいました。職員が麦茶を入れたコップを持って、「飲もう!」と声をかけました。すると、その子は逃げました。職員は後を追って、飲むようにとうながしました。しかし、部屋を一周ほど追いかけて止めました。その施設には、無理強いはしないという方針がありました。

無理強いはしないという方針は、通常だと、子どもの意志を尊重した望ましい方針です。しかし、恐怖症の治療では、指導はしても無理強いはしないという方針は逆効果になります。それは、子どもの恐怖症の人格を尊重したことになるからです。

「水を飲もう!」という職員の指示に、自閉症の子どもが従わずに逃げたのは、抵抗があったからです。なぜ抵抗があったのかといえば、水分を摂るのが怖かったからです。なぜ水分を摂るのが怖かったのかといえば、「学童保育所では水分を摂らない」というのが、その子どもの同一性の固執になっていたからです。恐怖感の強い自閉症の子どもは、すぐに同一性の固執が生まれます。

恐怖症の治療は、怖れている対象に直面して立ち向かうというのが基本です。「水を飲もう!」と声をかけたのは、水を飲むという怖い状況に直面させたことになります。しかし子どもは、水を飲まないで逃げて終わりました。これは、怖い状況を作って、怖い状況から逃げる訓練をしたことになります。このような対応を繰り返すと、恐怖症を悪化させます。せっかくの職員の指導をしたという努力が逆効果になります。指導をして途中で止めるのであれば、始めから指導をしない方がましだったのです。

指導はしても無理強いはしないという方針は、恐怖症の治療では逆効果になります。恐怖症の治療では、恐怖の対象に直面させる必要があるからです。恐怖の対象に直面させるためには、粘り強く励ましつづける必要があります。それでもだめなときには無理強いも必要になります。というよりは、恐怖症が重度の自閉症の子どもの場合は、ほとんどのケースで無理強いになります。そして、たたかいになります。そして、たたかって恐怖症に勝って終わる必要があります。

「勝つ気がないなら始めない」という原則は、始めたからには恐怖症とたたかって「勝って終わる」という原則でもあります。

②ほめて終わる

抵抗が激しくて勝って終われないような場合は、スモールステップにできる課題であれば、ハードルを下げてスモールステップにします。たとえば、犬恐怖症の治療を、大きな犬に触らせるのではなく、子犬に触らせることから始めるようなものです。水分を摂らないという子どもに対しては、始めは、コップ一杯の水ではなく、スプーンにのせた一滴の水を飲むという課題に下げるという方法もあります。

恐怖症の治療は、「勝つ気がなければ始めない」という原則を補完する意味も含めて、なんとか工夫をして、「ほめて終わる」というのが二番目の原則になります。手伝ってでも、ハードルを下げてでも、ほめて終われば、恐怖症とたたかって勝って終わったことになります。

③完治するまで続ける

恐怖症の治療をいったん始めたら、まったく抵抗がなくなるまで、恐怖症の治療を続けていく必要があります。恐怖症の治療が終わる前に止めると、怖い経験をさせただけになってしまう可能性があるからです。

恐怖症の治療を始める場合は、なるべく間をあけずに完治するまで続けるという環境を整えてから始める必要があります。「完治するまで続ける」という原則は、私も反省しなければいけないケースがありました。

グニラ・ガーランドとアクセル・ブラウンズが、それぞれ、保育園と幼稚園に初めて行った日は大変でした。しかし、二人とも二回目はそれほどの抵抗がなく過ごしています。一回目の抵抗が激しくても、怖れていたようなことが何事も起きなければ、二回、三回と続けていけば、恐怖感は減少し抵抗も減少していきます。そして、恐怖症の治療を繰り返していけば抵抗がまったくなくなります。抵抗がまったくなくなれば恐怖症の治療は終わりです。

恐怖症との闘いには「勝つ気がないなら始めない」という原則があります。そして、闘って勝って「ほめて終わる」を繰り返して、「完治するまで続ける」ことで、恐怖症との闘いに最終的に勝って終わることができます。

三　自閉症にともなう恐怖症の治療例

自閉症の本に、自閉症の子どもが抱えている恐怖症を治療した例が載っていました。三つの例を紹介します。

1　奥田健二

奥田健二・小林重雄共著『自閉症児のための明るい療育相談室』という本に書いてある奥田の療育法の中に恐怖症の治療が書いてありました。奥田は、年少の自閉症の子どもに対して、「こだわり崩しキャンペーン」(p.136-137) をおこなうことを勧めています。

駐車場から家に入るとき、それまでのように正面から玄関へ行かず、庭の方をグルッと回ってから家に入るという変化をつけます。そのとき、子どもが泣いても、叱ったりなだめたりしないで、あえて気付かないふりをして、ひたすら知らんぷりをし続けるという方法です。また、日々のパターンも、食卓でお父さんの座る席や、ソファの位置や、寝る部屋を変えたりします。

実は、大人側が毎回同じように玄関に入り、毎日同じルートで帰っているなど、意識せずに「こだわりルーチン」を作っていて、レパートリーを拡げていないのです。こだわり崩しキャンペーン中にはどんどんパターンを崩していきましょう。子どもは泣きます。しかし、子どもはすぐ慣れていきます。これを馴化といいます。年齢が低ければ低いほど、慣れるのは容易です。慣れないのは大人のほうです。生きている間というのは、変化がないということはあり得ないわけです。ですから、早いうちに経験していれば慣れますよということです。どうでもいいことにこだわるというのはしんどいですからね。(p.137)

奥田は、慣れますと書いていて、恐怖症の治療をしているとは書いていません。しかし、やっている内容は恐怖症の治療です。

2 『わが子よ、声を聞かせて』

キャサリンは自閉症の療育法を調べて行動療法にたどり着きました。そして、行動療法のセラピストと言語療法士を雇って家で行動療法を始めました。しかし、当時のロヴァースの行動療法は「賞と罰」を使っていました。そこで、行動療法のセラピストであるブリジットに罰を使わないことを要求しました。ブリジットは、もともと罰は使わないでやってきたということで、罰を使わないことを約束して行動療法が始まりました。

行動療法の最初のプログラムは、アン-マリーの目の高さにクラッカーを揚げて、もう一方の手でアン-マリーの顎を上げさせながら、「こっちを見て」というものでした。ブリジットは、アン-マリーにそのクラッカーをあげて、「よく見たわね、お利口さん、アン-マリー！」とほめました。アン-マリーは泣き続けていましたがブリジットはお菓子やほめ言葉を与え続けました。

行動療法の始めのセラピーの様子です。

ブリジットがアン-マリーを向かい側の椅子に座らせると、とたんに泣き声は激しくなった。アン-マリーは椅子から下りようとするが、ブリジットは断固として何度でも座り直させる。アン-マリーが床に崩れ落ちると、ブリジットは抱き上げて椅子に戻す。アン-マリーは顔の前に両手を持っていこうとする。ブリジットは手を下ろさせ、膝の上に置かせる。

アン-マリーは恐怖に脅え、動転していた。そして振り向いて、何週間ぶりかでまっすぐに私を見た。唇がワナワナと震えている。

私は緊張のあまり、じっとりと冷や汗が出た。これでいいのだろうか？　私は正しいことをしているのだろうか？　でも、自分は攻撃を望んでいたのだ。わたしたちはアン-マリーを自閉症から〝引きずり出す〟決心をしたのではなかったのか？　ああ。神さま。私は自分がどうしたかったのかわからなくなった。

子供の意志に反して何かを肉体的に強制するのは、私がそれまで信じていた子育ての方針にすべて背くものだった。とくに子供が反抗的ではなく、恐怖におののいている時はなおさらだった。アン-マリーは私の意図をどう感じるだろう？　この子は私に助けを求めている。どうしてそれを拒否できようか？　私は大きく息をつき、すべての理性を働かせてかろうじて、子どもを助けたいという衝動を抑えた。（p.120）
ブリジットはアン-マリーがしくしく泣いていることなどまったく意に介さないようすだった。どうしてこんなに冷静でいられるのだ？　この女には情けというものがないに違いない。子供が恐れおののいたり、悲しんだりしていることなどおかまいなく、自分を見るように、と促し続ける。（p.121）

ブリジットは、「こっちを見て」と指示をして、手で顎を上げて、クラッカーをあげて、ほめる、ということを繰り返しています。始めは泣いていたアン-マリーが二時間目はほとんど泣かなくなりました。

自閉症の子どもに行動療法をおこなうと、始めは、泣いたり怒ったりかんしゃくを起したりといった抵抗にあいます。なぜ抵抗にあうのかといえば、「自分を見るように」など、怖いことを要求してくるからです。しかし、やらせて、褒美をあげて、ほめるということを繰り返していくと、抵抗が軽減していき、そして、抵抗が無くなっていきます。これは、恐怖症の治療がおこなわれたことを意味しています。

恐怖症の治療をおこなうことで、そこから、行動療法の教育がスタートします。そして、自閉症の子どもも行動療法の教育を喜んで受けるようになります。アン-マリーもブリジットを喜んで迎えるようになりました。

あんなに泣いていたアン−マリーは、ときどきいやがって鼻を鳴らす程度になっていた。ブリジットはアン−マリーから泣き声の代わりに、協力的な態度と注意を引き出し、その状態を保つことに成功していた。これは私にとって驚愕としかいえなかった。(p.156)

断固として自分の考えを曲げず、それでいて子供に対して過酷すぎない態度が可能なことを、ブリジットほど私に教えてくれた人はいなかった。来る日も来る日もブリジットを見ていた私は、彼女が泣く子に対して岩のように一歩も譲らない態度を取りながら、それでいて少しも怒らないことに、また怒った振りをして子供を動かそうとはしないことに気付いた。(p.156)

ブリジットは、子どもが泣いても一歩も譲らず、かといって怒ることもありませんでした。また、ブリジットは柔軟性を非常に重視していました。アン−マリーが一つのおもちゃに興味を引かれていても、時間が来ると、泣いても違う課題を始めました。そうやっていると、アン−マリーは、それほどいやがったり、泣いたりしなくなりました。それで、キャサリンも変化を推し進め始めました。

新しいズボンやシャツを買ってやると、長い間泣かれるのを覚悟しなければならなかった。どうしたらいいかわからなくて、毎日毎日、二、三通りの服を着せ続けていた。しかし、今度はいくら泣いても平気な顔で、違う服を着せ始めた。いったん始めた私は、セーター、靴、白いソックスの代わりに色つきのソックス、いつものズボンとTシャツの代わりにワンピース、新しいパジャマというように、すべてに広げていった。数週間たつと、アン-マリーは何を着せても平気になった。(p.170)

キャサリンは、いつも着ている服とは違う服を着るのを怖れるという、同一性への固執という恐怖症の治療をおこなったのです。ただし、強制をして変化に直面させているだけで、励ましたり、ほめたりといった介助者としての働きがありません。その後、次のようなことがありました。二歳のアン-マリーは歩こうとしませんでした。そこで、ブリジットにどうしたら良いか相談しました。

そうねえ、私ならかまわず手を引いて歩きますわ。もし、歩道に坐り込んだら、引っ張って立たせます。少しでも自分で前に進めば、いっぱいほめてあげて、泣いてもわめいてもいっさい無視するんです。ずっと泣きやまなくても少なくとも一ブロックはいっしょに歩いてから、家に帰りますわ。(p.212)

そこで、キャサリンはやってみました。

まさに地獄だった。通りでしゃくりあげるアン-マリー、何度でもアン-マリーを引っ張って立たせ、きっぱりと言い渡す私。「あんよしましょう。さあ、あんよの時間よ」

通行人がジロジロ見た。

「かわいそうに」

「まあ、かわいそうな子ねえ」

私の額に汗が噴き出た。こんなひどいことを本当にしなければいけないのだろうか？

それも人前で？

「さあ、アン-マリー、あんよの時間よ」

とうとうアン-マリーは数歩前進した。

「すごい！　お利口さん。あんよできたわね。上手にあんよできたわね！」(p.212-213)

一週間のうちにアン-マリーは喜んで歩くようになりました。キャサリンは「行動療法アプローチが極端に専制的であるための道徳的やましさも、このやり方が効果的であるという現実の前には薄れつつあった。」(p.172) と書いています。

しかし、キャサリンがおこなったのは、やらせてほめるという、恐怖症治療の介助者の働きそのものです。恐怖症の治療だったのですが、キャサリンもブリジットも、恐怖症の治療をおこなっているとは認識していません。それで、キャサリンは道徳的なやましさを感じています。しかし、歩けるようになったアンｰマリーは喜んでいます。アンｰマリーには、さまざまな恐怖症の治療がおこなわれました。そしてアンｰマリーは、自閉症とは診断されなくなるほど劇的に回復しました。

アンｰマリーが劇的に回復したころ、弟のミシェルが自閉症と診断されました。ミシェルが自閉症と診断されると、すぐに、アンｰマリーの療育にたずさわっていたスタッフがそっくりミシェルの療育に移行しました。そして、ミシェルに対しての行動療法が始まりました。

ミシェルは、来る日も来る日もかんしゃくを起こして暴れて叫んでいました。そして、かんしゃくが収まると、今度は、来る日も来る日も泣きつづけました。もしも、アンｰマリーが行動療法で劇的に回復したという経験がなければ、もう行動療法をあきらめて、これ以上はつづけていなかったでしょう。

しかしついに、ミシェルは泣きやみました。泣きやんで抵抗が無くなったというのは、それまで恐怖症の治療がおこなわれていたことを示しています。そして、行動療法に応じるようになり、自閉症からの回復への歩みが始まりました。そして、ミシェルも劇的に回復しました。

3　『愛の奇跡』

この本を読んだときに、ついに見つけたと思いました。自閉症の子どもが抱えているさまざまな恐怖症に対して、恐怖症の治療だと認識して、恐怖症の治療がおこなわれていました。この本のタイトルに『愛の奇跡』とつけられているように、恐怖症の治療は自閉症の子どもの発達に奇跡的な効果がありました。

しかし、「しごき」という発想で体罰が使われていたので、自閉症には恐怖症の治療が必要であり、また、自閉症の子どもの発達に効果があるということが認められませんでした。

アンの家族がおこなった恐怖症の治療例を二つ紹介します。


アンが七歳になって、いろいろな恐怖を克服していた頃、兄が犬を飼いたいと言い出しました。アンが二歳になる前、病院からの帰り道を歩いていると、大きな犬がアンの前に飛び出してきました。アンは「ギャー」と叫び声をあげ、その日は一六時間泣き叫びつづけて、泣きくたびれて寝たのでした。それ以来、アンは家の外に出られなくなりました。その後、ベビーバギーに乗って哺乳瓶をくわえて、やっと外に出られるようになりました。それが七歳になっても続いていました。また、アンは自分では食べないで食べさせてもらっていました。まるで赤ちゃんのようでした。

七歳になって恐怖症の治療をはじめると、庭にひとりで出られるようになりました。そして、鼻と言われて鼻を指すようになり、学習が始まりました。そんな経緯があったので、犬への恐怖を乗り越えさせれば、さらに飛躍的な前進をするきっかけになるかもしれないと考えて、父親は思いきって試してみることにしました。

父親と兄弟と三人で、野良犬や迷子の犬などを収容している「犬の家」へ行き、おとなしくて子どもになれている二歳ぐらいの大きな茶色の犬をもらってきました。しかし兄弟には、もしもアンが犬を受け付けなかった場合は、犬は返す約束になっていました。
犬を連れて家に帰ると、アンは二階にいました。犬はすぐに家に慣れて、ミルクと食事を平らげて横になっていました。そこに、アンが二階から降りてきました。皆が怖れていた「ギャー」という悲鳴はあがりませんでした。しかし、アンは二階へ逃げ帰り、ベッドの後ろに逃げ込みました。そこで、父親と兄弟は、アンの回復を待つために、犬を連れて散歩に出ました。

彼らがもどったとき、アンは自分の小さな椅子に座り、ずっと前に休暇のとき集めた貝がらで遊んでいた。犬を見ると、やはり目を覆って階段の方へ行こうとした。しかし今度は、ジャックが押えてしまった。犬は尾を振って、二人を見ていた。アイヴィーが娘の手をそっと目から離させると、目は固く閉じられていた。男の子たちが犬をアンのところへ連れて行き、アイヴィーが優しくアンの手を取り、犬の背をそっとなでさせた。アンは犬の粗い毛をなで続けた。利口な犬は首を持ち上げ、アンの顔をなめた。アンは目を開け、犬を見た。それから耳を引っ張り、次に尾を引っ張った。脚を触ってみて、犬が手をなめたとき、うれしそうに笑った。（p.61-62）

アンの犬恐怖症の治療では、階段の方へ逃げて行こうとするアンを父親が押さえました。これは、恐怖の対象に直面させるための強制です。恐怖の対象に回避しないで直面するというのは恐怖症治療の基本です。恐怖の対象に直面させるのが目的なので、もちろん、叩く必要はありません。回避しないように押さえているだけで十分です。

次に、母親が優しくアンの手を取って、犬の背中をそっとなでさせました。これは、怖い犬に直接触っているので、フラッディング法です。しかし、アンは目をつぶっていました。目をつぶって犬の背中をそっとなでたというのは、スモールステップ法という要素も入っています。また、母親が手を取っているというのは、強制という要素もあったかもしれませんが、アンひとりの力ではできないことを手伝っているという、介助の要素も含まれています。

そして最後は、犬が吠えたり噛みついたりしないで、アンの顔をなめて手をなめたというのが決定的でした。怖れていたようなことは何事も起きなかったばかりか、好ましいことが起こりました。この一回の治療で、アンの犬恐怖症は克服されました。両親も兄弟も、家族全員で協力して、非の打ちどころのない、理想的な恐怖症の治療がおこなわれました。この犬は、ラディーと名付けられて、いつもアンのそばにいるようになりました。

次は、バスに乗れなかったアンがバスに乗れるようになった恐怖症の治療例です。

アンはバスを見ただけでも泣き叫びました。それで、アンを連れて家族で街にでかける時は、家族全員が街まで歩いていくしかありませんでした。ところが、半年に一回の病院へ行く日、土砂降りでした。それで、行きはタクシーで行きました。しかし、帰りはもうタクシー代を払う余裕はありません。そこで、アンが泣くのは我慢をすることにして、バスに乗って帰るしか選択肢はありませんでした。しかし、バスに乗ってもアンは静かでした。不思議に思って考えると、その時に乗ったバスは緑色だったことに気がつきました。イギリスは赤い色のバスが多いですが、その時は緑色のバスだったのです。それで、アンが赤い色を怖がっているということが解ったのでした。

家族で作戦会議を開きました。まず、お風呂で使う赤いスポンジを買ってきて、アンの体を洗うことにしました。はじめ、アンは「ギャー」と叫んで逃げようとしました。しかし、叩かれて、そのスポンジで体を洗われました。数日で、アンは赤いスポンジを受け入れ、一週間もしないうちにそのスポンジで遊ぶようになりました。(叩く必要はありませんでした。犬恐怖症を治療したときのように、逃げないように押さえているだけでよかったのです。)

次の段階は、赤いソックスと赤いスリッパを買ってきて履かせ、脱ごうとしたら必ずピシャとぶつことでした。そして、家庭用品は必ず赤い物を買うようにしました。家中が赤い物だらけになったそうです。六週間で、アンは赤い物すべてを受けつけるようになり、赤い物で遊ぶようにさえなりました。(赤いソックスを脱ごうとしたら、脱がないように止めるだけでよかったのです。そして、「こわくても大丈夫!」と励まし、「がんばれ!」と応援し、「がんばったね! すごいね!」とほめることを繰り返していけば、恐怖症の治療として理想的です。)

そうやって遂に、バスで試すことにしました。しかし、バスが来た時、アンは乗るのをいやがり、どんなにぶっても、泣き叫ぶのをやめさせることは出来ませんでした。皆、すっかりしょげかえって家に帰りました。どうしてなのか、みんなで長い間考えました。そして、バスは大きいということに気がつきました。そこで、壁を赤く塗るのはどうかという案もでました。

母親は、家に大きなイギリス国旗があることに気がつきました。その晩、国旗を居間の床いっぱいに広げて、アンを居間に呼びました。呼ばれて来たアンは立ちすくみました。恐怖の表情が顔にありありと浮かんでいました。みんなで優しくアンを部屋の反対側にいる自分たちの所へ来るように呼びました。アンは、長いこと立ち止まっていましたが、そろりそろりと、つま先立ちで、赤い部分を避けて歩いて来ました。

両親はまた反対側に行ってアンを呼びました。何度も、何度も、これを繰り返しました。犬も居間に来て、国旗の上を歩き、国旗の上に横になりました。アンの顔の恐怖の表情は消え、笑顔さえ浮かべて、この遊びを楽しむようになっていました。そのうち、アンが倒れてしまいましたが、アンは声ひとつ立てませんでした。手を取って起こしてあげて、赤い色の上を歩かせ、両親は抱きしめてアンを寝かせました。

次の二週間、アンが赤い部分を平気で歩くようになるまで、毎晩同じことを繰り返した。それから、アイヴィーは赤い毛布を買ってきて、床に敷いた。するとアンは少しもためらわずにその上を歩き回った。毛布を床から取り上げて、アンの肩に掛けた。アンに毛布の柔らかさと温かさを膚で感じさせた。アンが毛布にくるまるように仕向け、毛布をベッドに敷いてやった。

そのすぐ翌日、もう一度アンをバス停に連れて行った。すると、赤いバスが停車したとき、アンは非常にゆっくり手を伸し、赤い塗装部を触った。そしてすぐアイヴィーの手を取り、無言でバスに乗り込んだ。今度こそ、勝利は間違いなかった。（p.84）

赤い色のバスに乗れなかったアンの恐怖症は、こうして治療が終わりました。二ヵ月程も時間をかけて、スモールステップ法と呼ぶにふさわしい方法が使われました。叩くというのは余分でしたが、恐怖症治療の手本となるような、みごとな治療例でした。

四　私の治療例

私の自閉症の研究は、四年ほどで、「自閉症の原因は刷り込みの障害」という理論がまとまりました。その四年間で、実際に自閉症の子どもや青年に会ったのは一〇名ほどしかいませんでした。それも、部外者として療育の場に立ち会っただけでした。そこで、自分でも自閉症の子どもの療育にたずさわることにしました。そして、障害児専門の学童保育所に週に二日、ボランティアで行くことにしました。その二日というのは、手伝いが必要な大変な日だということでした。

障害児専門の学童保育所ということで、全員が重度の障害のある小学生でした。自閉症の子どもが約七割で、残りの三割はダウン症と小児麻痺の子どもでした。一日の定員が十二名なのですが、希望者が五十名いたということで、週に二日来る子どももいましたが、ほとんどの子どもが週に一日の登所でした。そして、来る曜日が決まっていました。その週の登所日を休むと、二週間ぶりに来たという子どももいました。また、時々来るという子どももいました。（当時は、重度の障害のある児童を受け入れる学童保育所はほとんどありませんでした。）

これから私の治療例を報告します。障害児専門の学童保育所や、私が個人的に依頼された例などです（個人情報の問題があるので詳しい状況の説明は省いています）。

自閉症の子どもの恐怖症の治療を次の三つに分けて報告します。

1　単一恐怖症
2　同一性への固執
3　多動と自傷

1　単一恐怖症

単一恐怖症は通常、犬恐怖症やクモ恐怖症などです。自閉症の子どもも、アンのように犬恐怖症は多いです。また、掃除機や三輪車を怖がるケースも多いです。最近は、公共トイレに設置してある手を乾燥させる温風乾燥機を怖がる子どもが多いです。さらに、自閉症の子どもは、はたからは気がつかなくてもさまざまな物事を怖れています。

私が知っている自閉症の小学生たちは、てるてる坊主、滑り台、トランポリン、三輪車、オオカミのぬいぐるみなどを怖がっていました。そして、トイレを恐がっているのが原因でオムツをしている小学生もいました。一五人ほどの自閉症の子どもに肩車をしたら、三人の子どもが怖がりました。ダウン症の子どもは、こういった身近な物事を怖がるということはありませんでした。

三歳の子どもは、恐怖症の治療をしていくと、花、植木、シャボン玉、スリッパ、虫、風船など、次から次へと怖がっている物が見つかりました。その都度、「こんな物まで怖がっている！」と、お母さんはびっくりしていました。

滑り台や肩車を怖がっても、わざわざ恐怖症として治療するほどの問題ではないと考える方もいると思います。しかし、自閉症の子どもが抱えている恐怖の全体の大きさを一〇〇だとすると、一つの恐怖症を治療すると、抱えている恐怖が九九になるという感じで、抱えている恐怖自体がそれだけ小さくなっていきます。抱えている恐怖が小さくなっていくと、他の恐怖症も強さがそれだけ弱くなっていきます。そして、恐怖症として治療をするのもそれだけ簡単になっていきます。アンの犬恐怖症の治療が、父親が心配していたほど強い抵抗がなく終わったのは、それ以前に様々な恐怖症の治療をしていたからです。

見つかった恐怖症はすべて治療することをお勧めします。また、抵抗の強い恐怖症を治療すると、抱えている恐怖が一挙に三十ぐらい小さくなるというぐらいその効果が大きく、日常生活の全般が改善されていきます。ですから、恐怖症が見つかったらラッキーです。そして、強い恐怖症がみつかったらすごくラッキーです。

①依存症（？）とソリ遊び

私はボランティアということもあり、特に、これといった決まった仕事はありませんでした。それで、いちばん大変そうな子どもに付くことが多かったです。

はじめに付いたのは、長い髪の女の子の髪の毛を引っ張るというA君でした。A君は小学三年生で言葉はほとんどありませんでした。A君はちょうど私が行く曜日と同じで、週に二日来ていました。A君にぴったりと付いて、女の子の髪の毛を引っ張ろうと手を出したときに、その手を押さえて止めました。そして、A君の顔を見て、「がまん！」と言って、数秒間をおいてから、「がまんできたね！えらいね！」とほめました。

髪の毛を引っ張ろうとして出した手を、たとえ私が押さえて止めたとしても、本人もやめたので、ほめるだけの価値は十分にあります。一日に五、六回ほど止めて、そしてその都度、ほめました。A君は、長い髪の女の子を目にすると、引きつけられるようにして近づいて行くので、出した手を止めるのは難しくはありませんでした。

しかし、通りすがりに手を出したときは止められませんでした。「しまった！　止められなかった。ごめんね」と思いました。そして、感情を出さずに事務的に処理しました。「離します」と言って、髪の毛をつかんでいる指を一本一本開いていきました。そして、髪の毛を引っ張られた子どもに「ごめんね」と謝りました。

次の日は、前日の失敗から学んで、全部、出した手を止めることができました。そして、止めるたびにほめました。そうやって四日ぐらい経つと、髪の毛を引っ張ることはほとんどなくなりました。わざと、長い髪の女の子の隣に座らせて、出した手を止めたこともありました。

そうやって、髪の毛を引っ張らなくなったころです。A君のそばに、長い髪の女の子がいたのですが、私は少し離れた所から見ていました。すると、手を出しかけて、その手を引っ込めました。私ともう一人、女性職員がそれを見ていました。二人で感動して「すごい！　えらいね！」とほめました。

これは恐怖症の治療とは言えません。出した手を止めてもなんら抵抗がなかったからです。やらずにおれないという依存症のような気がします。しかし、依存症にしては短期間に治りました。

園庭でオシッコをする子どもが三人いました。「あれっ、オシッコしている！」と気づいたときは後の祭りでした。砂をかけて後処理をするだけでした。しかしそのうち、それぞれの子どものオシッコのパターンが決まっていることに気がつきました。そして、誰が、いつ頃、どこでするのかわかってきました。

一人は園庭の真ん中でした。一人は部屋の前でした。一人はフェンスぎわでした。「そろそろだな」と見ていると、ズボンとパンツを下ろし始めます。そこへ飛んで行って、「がまん！　オシッコはトイレでします！」と言って、わっせわっせとトイレまで背中を押していき、トイレでオシッコはさせました。すると、一人に二回ぐらい、全体でも一ヵ月もかからずに、園庭でのオシッコはぴたっと無くなりました。

東田直樹の『自閉症の僕が跳びはねる理由』から引用します。

してはいけないことなのに、何度注意されても同じことを繰り返してしまいます。してはいけないということは理解できても、なぜか繰り返してしまうのです。……やってはいけないという理性よりも、その場面を再現したい気持ちの方が大きくなって、つい同じことをやってしまうのです。……けれども、悪いことはしてはいけないのです。これを理性として、どうなおしていくのかが大きな問題です。

僕も何とかなおそうとしていますが、そのためのエネルギーはかなりのものです。我慢することは、苦しくて苦しくて大変です。その時に必要なのが、周りにいる人の忍耐強い指導と愛情でしょう。

僕たちの気持ちに共感してくれながら、僕たちを止めて欲しいのです。（p.126-127）

東田の場合、自分の気持ちとは関係なく、脳が体をコントロールしています。「僕たちは、自分の体さえ自分の思い通りにならなくて、じっとしていることも、言われた通りに動くこともできず、まるで不良品のロボットを運転しているようなものです。」（p.30）と書いています。

自分の体を自分の理性ではコントロールできません。やってはいけないとわかっていても、やってはいけないことを再現せずにはいられません。それで、本人も困っています。そして、「僕たちの気持ちに共感してくれながら、僕たちを止めて欲しいのです。」と書いています。

自閉症の子どもは、叱られると、かえってやめられなくなるという傾向があります。たとえば、「犬のことを考えないように」と言われたらどうでしょうか？　考えずにはいられなくなるはずです。なにも言われなければ、犬のことを考えなかったかもしれません。しかし、考えないようにと言われたら、考えないではいられなくなります。うまく説明できないのですが、自閉症の子どもが叱られたことはやらずにおれなくなるというのも、このような感じがします。ですから、やってしまったことには、感情を込めずに淡々と事務的に処理します。そして、やりそうになったところで止めてほめるというのが、効果があるのだと推測しています。

髪の毛を引っ張っていたA君も、園庭でオシッコをしていた子どもたちも、東田とおなじように、本人はやってはいけないとわかっているのに、やめられなくて困っていたのだと推測します。私は、共感の言葉はかけられませんでしたが、出した手を止めてほめるということを繰り返しました。また、トイレまで押して行ってトイレでオシッコをさせました。それだけで、不思議なぐらい簡単に解決しました。

ある日、A君が、車輪がついているプラスチック製のソリに乗って遊んでいました。ソリについている紐を手にとって、「引っ張るよー」と私が言うと、A君はあわてて、やめてというように手を振りました。それで、ソリを引っ張られるのが怖いというのがわかりました。怖いことが見つかったので、願ってもないチャンスです。

「だいじょうぶ！　ソリを持って！」

と言って、両足をソリに乗せ、両手でソリを持たせました。そして「出発！」とソリを引っ張りました。

しばらくソリを引いていると、A君から鼻歌が出てきました。私の、初めての恐怖症の治療でした。その後も、ソリを引っ張って遊びました。A君はソリ遊びを楽しむようになりました。ソリに乗りたがる子どもが他にもいたので、駅を作って交代でソリに乗せて、電車ごっこの遊びにしました。

しかし、怖くなければ恐怖症の治療にはなりません。そこで、「新幹線！」と言って、スピードを出しました。そして、「新幹線」で遊んだ次の日、「新幹線乗る?」と聞くと、「乗らない」と答えました。会話になっていました。でも、「だいじょうぶ」と言って、ソリに乗せて、スピードを出して新幹線遊びをしました。いちばん大変だったA君が大変ではなくなりました。

②怖いことがいっぱいあったB君

B君は小学校三年生でした。プレイルームにある出窓の上に座って、両手で両耳を押さえて、窓の外を見ているだけという子どもでした。オムツをしていて、「ぞうさん」「ぼうし」などの単語をぽつりと話すだけでした。

私が床にあぐらをかいて座って、そのあぐらの上にB君を乗せて、大きな絵本を読んでいるときでした。最後のページをめくろうとすると、そのページを開けさせてくれません。何度か張り合って、やっと最後のページを開けると、バスと山とてるてる坊主の絵が描いてありました。

そこで、「てるてる坊主が怖いのか。だいじょうぶだから触ってごらん」と言ったら、這って逃げようとしました。そこで、逃げられないように足をつかまえました。そのまま、「怖くてもだいじょうぶ。てるてる坊主、ペンペン」と言って、つかまえていた足の甲でてるてる坊主の絵を叩きました。B君は這って逃げようとしていた体勢のままでうつ伏せになっていたので、てるてる坊主は見えていません。それもあってか、まったく抵抗しませんでした。次に、足を変えてペンペンしました。「僕、強いんだぞ、怖くてもだいじょうぶだぞ、ペンペン」、そして、私のあぐらの上に抱き戻しました。そして今度は、「てるてる坊主、ペンペン」と言って、足を持って足の裏で叩かせました。

そして次は、手を取って、手で叩かせようとしました。しかし、抵抗しました。それで、ページをめくって、てるてる坊主を見えないようにして、手を入れて叩かせました。「できたね！　すごいね！」といっぱいほめました。

そして、また始めから絵本を読みました。そして最後のページを開けると、ちょっと逃げようとしましたが、おさえると逃げませんでした。そして、手で、てるてる坊主をペンペンさせました。今度は見えているてるてる坊主をペンペンできました。それから数回、その絵本を読みました。最後のページを開けても平気になりました。最後に、「てるてる坊主かわいいね、いい子いい子」と、てるてる坊主を手で撫でさせて終わりました。このことがあって、スモールステップで足が使えるということがわかりました。
（後日、B君に違う本を読んでいたときでした。最後のページをめくろうとしたときに、ほんの少しですが抵抗がありました。ひょっとすると、てるてる坊主ではなくて、最後のページをめくるのが怖かったのかもしれません。）

B君は園庭に出てくるようになりました。しかし、園庭にいても、滑り台のそばを行ったり来たりしているだけで、何かをして遊ぶということはありませんでした。B君を幼いころから知っている女性の職員は、B君は「滑り台が嫌いなの」と言いました。

そこで、「滑り台やるよ！」と、滑り台の階段のところまで手を引いて行きました。ところが、階段を登らせようとすると、階段の手すりにつかまって抵抗しました。それで、滑り台が嫌いなのではなく、怖がっているということがわかりました。そこで、「怖くてもだいじょうぶ！」と声をかけて、「がんばれ！」と励まして、階段を登らせようとしました。しかし、B君は太っていて大きな子どもだったので、私の力ではどんなにがんばっても階段を登らせることができませんでした。

それを見ていた体格の良い男性職員が、抱きかかえるようにして、階段を登らせて一緒に滑り台を滑りました。滑ってきたB君を、「がんばったね！　すごいね！」とほめました。強制されて滑ったのですが、それまで怖くて出来なかったことをやったのですから、十分にほめるに値します。本人としては、スキーのジャンプ台を滑って飛んだぐらいの恐怖だったはずです。

二回目は、私の力でも階段を登らせることができて、一緒に滑りました。それだけ抵抗が減っていました。三回目は、もっと抵抗が減っていて、少し押すだけで階段を登らせることができました。一回目の抵抗を一〇だとすると、二回目の抵抗は半分の五ぐらいに減っていました。そして、三回目はまたその半分の三ぐらいに減っていて、少し抵抗があるというぐらいになっていました。その日は、三回で終わりにしました。

（一度にあまり無理をさせない方が良いと考えて三回で終わりにしました。しかし、抵抗が無くなるまで続けた方が良かったのかもしれません。今ならもっと続けます。この頃はまだ手探りの状態でした。また、次の日も、その次の日も、滑り台を滑らせるつもりだったので、三回でも良かったとも言えます。）

次の日も、「滑り台、すべるよ！」と言って、「こわくてもだいじょうぶ！」「がんばれ！」と励まして、一緒に滑りました。そして、「がんばったね！　えらいね！」とほめました。一回目の抵抗は五で、二回目は二で、三回目は一ぐらいでした。三日目も一緒に滑りました。一回目の抵抗は二で、二回目からは抵抗がなくなっていました。急激に抵抗が軽減し、滑り台を滑る恐怖が軽減していきました。そして、次の日からは、抵抗はなくなっていました。数日は私と一緒に滑っていましたが、そのうち、ひとりで滑り台を滑るようになりました。

B君の滑り台の恐怖症の治療は、強制を使ってのフラッディング法の恐怖症の治療でした。しかし、強制といっても、相手の抵抗に応じての強制です。抵抗が強ければ強制も強くなります。しかし、抵抗が弱ければ強制も弱くなり、少し後押しをするというぐらいになります。また、始めの抵抗を克服させれば、その後の抵抗はどんどん弱くなっていき、簡単になっていきました。

B君とおなじようにA君も、滑り台を一緒に滑ろうとして階段を登らせようとしたら、抵抗がありました。それで、滑り台が怖いというのがわかりました。しかし、A君の場合はそれほど強い抵抗はありませんでした。「滑り台滑るよ！」と指示して、「だいじょうぶ、がんばれ！」と励まして、後ろから押すだけで階段を登りました。そして二人で滑りました。A君は二日ぐらいで抵抗がなくなり、それからは一人で滑るようになりました。


B君はオムツをしていました。トイレに誘った時に抵抗があったので、トイレを怖がっていることが解りました。そこで、「怖くてもだいじょうぶ！」と励まして、少し後押しして、一緒にトイレに入ってオシッコをさせました。そして、「オシッコできたね！」とほめました。それからは、私と一緒ならトイレに入れるようになりました。それでも、トイレに入ると、自分で「だいじょうぶ！」と言いながら、電気のスイッチをこわごわ押していました。水道の蛇口を回すのもこわごわでした。こわごわでしたが、本人が頑張って挑戦していました。そして、しばらくすると、ひとりでトイレに入れるようになり、オムツが必要なくなりました。

言葉は、「ぼうし」や「ゾウさん」といった単語を話すだけで、しゃがんで両耳をふさいでいてほとんど何もしなかったB君が、恐怖症の治療をしていくと、耳ふさぎが無くなって、両手を使えるようになり、少し活動的になりました。そして、言葉が増えてきて、「○○ちゃんかわいいね！」といった二語文も出てきました。言葉の壁が少し崩れてきました。

③トランポリン

私は、自閉症の子どもの恐怖症を探しました。一五人ほどの自閉症の子ども全員に肩車をすると、A君とB君と、そしてもう一人、C君が肩車を怖がりました。そこで、この三人には、毎日、肩車をしました。肩車も六日〜八日ほどで抵抗がなくなりました。

その障害児専門の学童保育所では、登所してからは自由遊びの時間で、それからおやつの時間になり、おやつの後に出席をとるなどの集まりの会があり、次に何かを設定して全員でおこなうという設定保育の時間がありました。その日は、設定保育の時間に、みんなで順番にトランポリンをしていました。自閉症の子どもはトランポリンが好きな子どもが多いです。

C君は、自分の番が来ると、椅子から立ち上がって一歩前に出ました。でも、そこで立ち止ってしまいました。私は、「トランポリンを跳びたいんだけど怖くてできない」と解釈しました。そこで、「がんばれ！　だいじょうぶ！」と声をかけて、背中を押してトランポリンのところに連れていきました。そして、上にいた職員が引きあげて、職員と一緒にトランポリンを跳びました。

C君は、職員の身体にしがみつき、職員の身体によじ登っていました。終わると、「がんばったね！」とほめました。二回目も、自分の番がくると立ちあがりましたが、始めとおなじように、足が前に出ませんでした。職員は、C君の番を抜かそうとしましたが、私が背中を押してトランポリンまで連れていきました。そして、始めとおなじように、職員にしがみついて、職員の身体によじ登って、トランポリンを跳びました。
次にトランポリンをした日も、私がトランポリンのところまでC君の背中を押して行きました。そして、職員に引き上げてもらい、今度は、職員と手をつないでトランポリンを跳びました。三日目は、自分でトランポリンの所まで行き、自分でトランポリンを登り、ひとりで跳びました。それも、自分の番が来るまで待てずにやろうとしたほどでした。C君はトランポリンが大好きになっていました。このことがあってから、怖がっていても頑張ってやらせれば、怖くなってできるようになるということを、職員にも理解してもらえるようになりました。

2 同一性への固執

国立肥前療養所の高田博行・児童指導員室の『障害児の問題行動』から引用します。

入院治療が必要となる子供の多くは、こだわりが強くあり、家庭生活や学校生活が困難となっていました。(p.71)

同一性への固執が強くなると、入院治療が必要になることもあります。同一性への固執が強くなると、家族を巻き込み、家で君臨する暴君のようになってしまうケースもあります。同一性への固執の問題はこれだけではありません。フランスのブローネ（1993）から引用します。

反復や恒常性の要求に屈したり、常同運動や無変化への執着を認めれば、いかなる進歩ももはや不可能となる。（p.179）

同一性への固執のもう一つの問題は、進歩を妨げるという点にあります。ブローネも、音楽の才能があった子どもが、お決まりの一つの歌しか歌わなくなり、その歌もだんだんと呪文のようになってしまい、音楽の才能が失われてしまったという経験をしています。同一性への固執を認めていると、新しい物事を吸収していくという進歩や学習が阻害され、ときには退行の原因にもなってしまいます。同一性への固執は、家庭や学校などでさまざまな問題行動の原因になるだけではなく、進歩や学習を妨げます。変化を怖れず、新しいものを怖れないというのは、進歩や学習のためには必要不可欠です。自閉症の子どもの情緒の安定と成長のためには、同一性への固執を恐怖症として早期に治療する必要があります。

『自閉症児イアンの物語』のイアンは、会話のできない重度の自閉症の子どもです。しかし、東田直樹と同じように、母親のクローディアに手首を軽く支えてもらう（ＦＣ）と呼ばれている介助があれば、パソコンに自分の言葉をタイプできます。

イアンの両親はとても優しい人でした。イアンがパニックにならないように、イアンの同一性への固執に配慮していました。いつも見るビデオテープは、切れたときのために、同じビデオテープを用意していました。ビデオデッキも、壊れたときのために、予備のビデオデッキを用意していました。引っ越しをしたときは、まったくおなじようにイアンの寝室を作ってから引っ越しをしました。同一性への固執という恐怖症の人格を両親の優しさが守っていました。

イアンはいつも同じビデオを見ていました。しかしあるとき、（FC）で、「まいにち　びでよおをかえて」「おねがいだから」「うんざりりするくらい　たいくつ」と、キーボードを打ちました。

ところが、両親がその願いをかなえてやろうとすると、イアンはまるで殺されるかのような奇声をあげて、新しい体験に抵抗した。彼の肉体的な反応はつねにタイプする言葉の対極にあったので、クローディアとボイスは結局、蹴ったり、噛みついたり、奇声をあげたりにこれ以上は誰も耐えられないと判断するしかなく、イアンの望みは実現しないままだった。しかし、それでいいのかどうかも心もとなかった。ハチミツを食べたいというイアンの求めは続いたので、クローディアはある午後、一匙でも食べさせてみようと決意した。抵抗しても口に入れてくれ、とイアンはタイプし、実際に抵抗した。奇声をあげ、蹴り、母親の手に血が流れるまで噛みついたあげく、わずかなハチミツがやっと口のなかに入った。「もう、二度とできないわ」クローディアは泣き、イアンも興奮していた。だが、彼の言い分は違った。「ちがう　ちがう　ほんんとに　おいしい」イアンはそうタイプした。（p.242-243）

イアンはちがうビデオが見たいのですが、同一性への固執＝変化への恐怖があるので、ちがうビデオを見ることができません。ハチミツを食べたいのですが、身体は恐怖で抵抗しています。私が滝壺に飛び込もうとしても、身体は恐怖ですくんで、飛び込めなかったのと同じです。

自閉症の子どもは偏食のある子どもが多いです。イアンはハチミツを食べたかったのですが、身体は恐怖で抵抗しました。偏食が重度になると、まったく何も食べられないという拒食になることがあります。

愛知県心身障害者コロニー中央病院での治療例を紹介します。

小食、偏食の程度の軽いものには、まず声かけで励まし食べさせる。拒食にたいしては一口だけ強制摂取させ、あとはしばらくおいて下膳する。これによって、三日もすれば拒食がしだいに消失して、食べだすことが多い。自閉症児のなかには食わず嫌いの偏食のことがあり、一口強制的に食べさせるとあとは抵抗なくスムーズに食べるようになることもある。一口でも食べればほめる。頑固な拒食のばあいには、強制的に口を開かせて（職員が指を噛まれないようにするには熟練が必要）一口含ませ、吐き出さないように口もとをふさぐ。（安藤春彦 p.208-209）

強制的に口を開かせて入れるというのが、この病院がおこなっている拒食の治療法です。おそらくこの方法しかないはずです。そして、偏食を食わず嫌いだと解釈し、「行動療法による訓練」をおこなったと解釈しています。しかし、食わず嫌いでまったく何も食べないなどというのはあり得ない話です。抵抗が激しいのは怖いからにほかなりません。

①偏食の治療（1）

シーラ・リッチマンの『自閉症へのＡＢＡ入門』から引用します。

> 偏食プログラムは感情的に厳しいものなので、他の難しいプログラムと並行して行うと、子どもは圧倒されてどちらのプログラムもうまくできなくなってしまいます。……
> ノリコがブロッコリーを食べなければ、母親はスパゲッティを与えません。そうなるとノリコは昼食ぬきになってしまいます。しかしこのことで、夕食への食欲が刺激され、ブロッコリーを食べる動機が高められるのです。(p.84-86)

シーラは、偏食プログラムは感情的に厳しいと書いています。ほかにも、二、三日は大変な思いをする覚悟が必要だと書いてある本もありました。それで私も、偏食の治療は大変だと考えていました。

おやつの時間でした。私の隣に座っていたA君がクッキーを残していました。そこで、クッキーを小さく割って、「クッキー食べます」と、口元に持っていきました。A君は顔をそむけました。それで、「怖くてもだいじょうぶ！　がんばれ！」と励まして、そむけた口元にクッキーのかけらを持っていきました。すると今度は、反対側に顔をそむけました。そこでまた、反対側にそむけた口元にクッキーのかけらを持っていきました。

そうやって数回やりとりをしていると、パクッと食べました。「すごい！　がんばったね！」とほめました。A君は、それまでに、ソリや滑り台や肩車の恐怖症を克服していました。それもあったと思うのですが、勇気を出して自分でパクッと食べました。

ほかにも食べられないおやつがありました。はじめは私が「だいじょうぶ」と励ましていましたが、しばらくすると、抵抗なくなんでも食べるようになりました。あるとき、私におやつのかけらを手渡しました。手渡された瞬間は、「あれ、なんだろう？」と、その意味が解りませんでした。でもすぐに、偏食の治療をしたときの再現をして欲しいのだと解りました。それで、「怖くてもだいじょうぶ！がんばれ！」と言って再現をすると、しばらく左右に顔をそむけて逃げて、パクッと食べて、にこにこ笑いました。

怖いものがいっぱいあったB君も、おやつの偏食がありました。はじめは、A君とおなじように、小さなかけらにして、「怖くてもだいじょうぶ！　がんばれ！」と励ましました。はじめは多少の抵抗がありましたが、B君もおやつはなんでも食べるようになりました。偏食の治療は小さいかけらから始めれば意外にも簡単でした。

偏食を恐怖症ととらえて、恐怖症の治療法を採用すれば、偏食の治療はそれほど大変ではありません。「ブロッコリーを食べなければ、母親はスパゲッティを与えません」。これでは、感情的にも厳しくなるはずです。共感もなければ励ましもありません。また、小さくするなどのスモールステップにもしていません。

小さなかけらにして、「こわくてもだいじょうぶ！　がんばれ！」と、共感して励ましつづければ、自分で頑張って食べられるのです。そして、怖いことに自分で立ち向かって克服したのですから、たとえクッキーのかけらを食べたといった些細なことでも賞賛に値します。ライオンに噛みついたぐらいの勇気です。

②偏食の治療（2）

小学校一年生のD君は通常学級にいる子どもでした。給食を食べられなくて残すので、先生に叱られているということでした。五月の連休の後、登校をしぶるようになったというので、副校長先生に給食指導を頼まれました。そこで、週に二日、偏食の治療をしました。

D君は、通常学級にいるように、少し見ただけでは自閉症スペクトラムだとは解らない子どもでした。しかし、話すアクセントに多少の違和感がありました。D君の横で見ていると、D君は牛乳とパンしか食べられないことがわかりました。そして、偏食があるので自閉症だと解りました。

給食は四人で班を作って食べていました。班の子どもたちの前で、「怖くてもだいじょうぶ」なんて言えません。それで、「みんなも食べられない物があるよね。食べられない物がちょっとぐらいならいいけど、D君は食べられない物がいっぱいあるんだ。だからこれから、食べられるようにがんばるからね」と、これからおこなうことの説明をしました。

はじめに、豆腐を食べさせることにしました。「はい、豆腐だよ！」と言って、豆腐をゴマ粒ぐらいの大きさにして、スプーンに乗せて口の前に持っていきました。しかし、顔をそむけました。そこで、「豆腐はね、栄養があって身体にいいんだよ」と言って、また、口の前に持っていきました。でも、また顔をそむけました。そこで、「豆腐はね、大豆っていうお豆でできているんだよ」とか言って、また口の前に持っていきました。しかし、また顔をそむけました。そこで、「食べてもだいじょうぶだよ」とはげまして、また口の前に持っていきました。そんなこんなで色々と豆腐の話をしながら、口元に持っていきつづけました。すると、意を決したかのように、パクッと食べて、あわてて牛乳を一口飲みました。「すごーい、がんばったね！」とほめました。

豆腐を三回ほど食べさせて、次は、違う物を食べさせました。最初の抵抗を克服できれば、後はそれほど難しくはありませんでした。初日は、ゴマ粒ぐらいにして、その日の給食の全部の食材を一通り食べさせました。食材の説明をして、励まして、食べさせて、ほめる、のくり返しです。班の子どもたちも、D君が食べると喜んでくれました。

初めの抵抗が克服できれば、後はスモールステップで量を増やしていくだけです。スイートコーンを一粒食べさせたときは、そのままゴクンと飲み込みました。「お薬じゃないから、噛んでから飲み込むんだよ！」と、みんなで大笑いしたこともありました。D君も班のみんなも、私が来る日を楽しみにして待っていてくれるようになりました。偏食の治療を、小学校一年生の教室で楽しくおこなうことができました。

ほかの子どもにも偏食の治療をしたことがありますが、おなじように簡単でした。ゴマ粒ぐらいに小さくすれば、それほど怖くはないのです。偏食の治療では、小さくして食べさせるというスモールステップ法が使えます。偏食の治療は、恐怖症の治療のなかでも簡単な部類に入ります。

ただし、D君の場合は、週に二日というとびとびだったということと、毎日メニューが変わる給食を残さず食べられるようになるという目標があったので、治療が終わるまでに一学期の終わりまで、二ヶ月半ほどかかりました。全部で二十回ほどです。しかし、はじめの抵抗を克服すれば、その後はどんどん簡単になっていきます。そして、ある程度まで克服すると、その後は、なんでも食べるようになりました。

③イスに座れない子

障害児専門の学童保育所では、おやつの時間はイスに座ってテーブルで食べることになっていました。イスに座らないとおやつをもらえません。

E君は小学校二年生でまったく言葉のない子どもでした。おやつの時間になると、部屋のすみのカーテンの裏でしゃがんで耳をふさいでいました。そして時々、みんなの回りを歩きまわって、床に落ちているおやつのかけらを拾って食べていました。床に落ちているかけらを拾って食べるぐらいですから、本当はおやつを食べたいのです。おやつを食べたいのに、イスに座ってテーブルにつくことができません。

ある日、みんなの周りを歩いている時に、「おやつ食べよう!」と、手を引いてイスに座らせようとしました。すると、激しく抵抗をして、一瞬ですが顔に恐怖が浮かびました。そして、部屋のすみのカーテンの裏に逃げました。イスに座るのが怖いのです。E君は、集まりの時間には、イスに座っています。おやつの時間にイスに座らないというのが、同一性への固執になってしまったのです。

どうすればいいか考えました。そして、部屋のすみでならイスに座れるかもしれないと考えつきました。そこで、E君がしゃがんでいる部屋のすみにイスを持っていきました。そして、「こわくてもだいじょうぶ」と言って、手を引っ張って座らせようとしました。しかし、激しく抵抗しました。

どうしたら良いのでしょうか？　強引に座らせるか？　しかし、強引に座らせるのは、私一人の力では無理そうでした。イスは固定してないので、足で蹴飛ばしたら、飛んでいってしまいます。あきらめるか？　しかし、恐いことに直面させて、ダメで終わるという形にすることはできません。それでは、怖がらせて抵抗をさせただけで、なにもしなかったよりも悪くて最悪です。

そこで、ハードルを下げることにしました。「足を乗せます」と言って、座っているE君の右足を持ち上げてイスの上に乗せました。「出来たね！」とほめて右足を降ろし、「今度は、左足」と言って、左足を乗せました。そして「出来たね！」とほめました。E君は、まったく抵抗しないで、きょとんとしていました。

そして次は、「手をのせます」と、右手を取ってイスに乗せようとしました。はじめは抵抗をして、手を引っ込めました。でも、それほど強い抵抗ではなく、次は手を乗せることができました。「すごい、出来たね！」とほめて、「今度は、左手」と言って左手を乗せました。「出来たね！　頑張ったね！」とほめて、それで終わりにしました。

ほめて終われたことで、スモールステップの最初の一歩を踏み出すことができたと考えました。私はこれで満足しました。スモールステップを繰り返していけば、きっとそのうち、イスに座れるようになると考えていました。

その後、テーブルにE君のおやつを用意して、

「イスに座らなくていいから、おやつ食べよう。これ、E君のおやつだよ！」

と誘ってみました。

すると、テーブルのところに来て、膝をついて中腰になっておやつを食べました。「すごい！　出来たね！」とほめました。二つ三つ口へ入れると、まだ半分ぐらい残っているのに、また部屋のすみへ戻って座りました。でも、口の中からおやつがなくなるとまた来て、中腰になって残りのおやつを食べました。全部食べてしまうと、また部屋のすみに戻り、しゃがんで耳をふさぎました。

となりに座っていた子どもが、幾つかおやつを残していました。それをE君がおやつを食べたところに置いて、「E君、○○君がおやつあげるって！」と、E君を呼びました。E君は呼ばれるとすぐに来ました。そして、そばにあったイスを引き寄せて、イスに座って食べました。

「すごい！　できたね！」

「○○先生、E君がイスに座っておやつ食べた！」

と○○先生に伝えました。すると、○○先生も

「E君、すごい！」

とほめてくれました。

この日から、E君はイスに座っておやつを食べられるようになりました。

④本人も困っている

F君は五年生で、障害児専門の学童保育所では、会話が少しできるという数少ない子どもの一人でした。ただし、時々しか学童保育所に来ない子どもでした。そして、学童保育所では、おやつをまったく食べませんでした。学童保育所ではおやつを食べないというのが、同一性の固執になっていました。時々しか来ないのと、五年生で大きな子どもだったので、私はF君のこの同一性の固執には手をつけていませんでした。

その日の設定保育は、みんなで、プレイルームでトランポリンをすることになりました。ところが、F君はプレイルームに行きません。プレイルームに行かないというのが、F君の同一性への固執になっているようでした。それで、F君をプレイルームに連れて行こうとしました。しかし、五年生で大きな子どもだったので、押しても引いても連れて行けません。そうこうしていると、寝転がってしまいました。もうお手上げです。

しかし、これでやめるわけにはいきません。これでやめたら最悪です。そこで、両足を持って、引っ張ってプレイルームに連れていきました。連れていったのですが、すぐに元の部屋に戻ってしまいました。その日は、他にやることがあったので、それで終わりにしました。

次の日でした。また、プレイルームに行きません。そこで、「トランポリンするよ」と誘いました。すると、すぐに寝転がりました。前の日とおなじように、引っ張って連れていって欲しいのです。自分では行けないので、私に連れていって欲しいのです。そこでまた、両足を持って、引っ張ってプレイルームに連れていきました。

すぐにF君の番になり、トランポリンを飛ぶと、トランポリンのそばで寝転がりました。私は、隣の部屋に戻らないように寝転んだのだと解釈しました。寝転んだのはF君の工夫でした。しかし、「危ないよ！　イスに座りなさい！」と職員に指示されました。指示をしたら、その指示に従わせるというのが恐怖症治療の基本です。そこで、私が部屋のすみに連れていって抱きかかえました。

しかし、F君は逃げようとしました。F君は五年生で大きな子どもだったので、私は、逃げられないように必死になって、シャツをつかんだり、ズボンをつかんだりして、「がまん！　待ちます」と言って、つかまえていました。そうやってつかんで引っ張っていると、F君が言ったのです。

「はなさないで！」

え！　なに？　聞き間違え？　耳を疑いました。

そして、F君の番がきてトランポリンを飛びました。トランポリンを飛び終えると、すぐにまた、F君を抱きかかえてつかまえました。こんども、F君は逃げようとしました。私も逃げられないようにどこかをつかまえて引っ張っていました。すると、また言ったのです。「はなさないで！」、聞き間違いではありませんでした。

東田も、「我慢することは、苦しくて苦しくて大変です。その時に必要なのが、周りにいる人の忍耐強い指導と愛情でしょう。僕たちの気持ちに共感してくれながら、僕たちを止めて欲しいのです」と書いていました。F君も東田と同じです。身体は逃げようとしていて暴れていましたが、本人の言葉は「はなさないで！」でした。

自閉症の人の行動が、その人の意志でおこなわれているとは限りません。恐怖が原因で生まれている行動があります。そして、自分がしている行動で、本人が困っているということがあります。ですから、自閉症の人の不適切な行動を身体を張って止めるのは、自閉症の人の人格を侵害していることにはなりません。逆に、自閉症の人の本来の人格を守る行為になると考えています。

⑤祖父に食べさせてもらっていたG君

G君は三歳になったばかりの男の子でした。母子家庭で、お母さんは正社員としてフルタイムで働いていました。それで、祖父が同居してG君の世話をしていました。

G君は、『愛の奇跡』のアンとおなじで、自分では食べないで祖父に食べさせてもらっていました。そして、偏食も激しくて、食べるのは混ぜご飯だけで、その混ぜご飯を祖父にスプーンで食べさせてもらっていました。その祖父が旅行で三日間留守にしたとき、お母さんが食べさせようとしましたが、激しく泣き叫んで抵抗し、結局、三日間何も食べなかったということでした。祖父に食べさせてもらうことが同一性への固執になっていました。

事情があって、しばらくしたら、祖父と祖母が入れ替わることになっていました。それで、「このまでは死んでしまう！　何とかして欲しい！」と頼まれました。そこで、同一性への固執を治療するお手伝いをすることになりました。G君には他にも問題がありました。

・言葉が出て来ない
・保育園の給食とおやつを食べない（午前中で帰ってくる）
・トイレができないでオムツをしている
・服の着替えが自分でできない
・保育園で誰とも遊ばない、手をつなぐのも拒否
・階段を降りるのが怖くて降りられない
・三輪車や公園の遊具を拒否（児童館の三輪車に乗せようとしたら、児童館の庭にも入らなくなった）

土曜日の午前一〇時に自宅に伺いました。始めに、むりやり食べさせるという治療の方法を話しました。すると、前回お母さんが食べさせようとしたときに、激しく泣き叫んで抵抗したので、「そんなに泣かせて大丈夫なのか？」「無理強いをして恨まれないか？」という質問がありました。そこで、恐怖症の治療について説明をしました。

・私は恨まれたことはない、怖くてできなかったことができるようになるので喜ばれる
・恐怖症を抱えていて一番困っているのは本人
・恐怖症の治療は、抵抗が激しいほどその後の治療効果が大きい
・恐怖症の治療をすると、子どもの生活全般が改善されていく
・ひとつの恐怖症を治療すると、他の恐怖症の治療もやりやすくなる

恐怖症治療の話をしたあと、それまでのG君のビデオをパソコンで見せてもらっていました。G君はお母さんの手を取ってパソコンを操作してもらっていました。自分の手で食事ができないのと同じで、パソコンにも自分の手で触れません。パソコンに触るのが怖いのです。

そこで始めに、パソコンに触らせることにしました。「一番好きなビデオは何ですか?」と尋ねると、自分が遊園地の機関車に乗っているビデオを見るのが一番好きということでした。そこで、そのビデオを再生してもらって、途中で静止してもらいました。すると、G君はすぐに、ビデオを動かすようにと、お母さんの手を取って催促しました。

どのキーを押せば動くのか聞くと、一番大きなスペースキーを押せば動くというので、私がG君の手を取ってスペースキーを押させました。手を取ってキーを押させるときG君は泣きました。しかし、抵抗はほとんどありませんでした。キーを押させるとビデオは再生しました。

お母さんもおじいさんも、自分の子どもが、そして、自分の孫が、他人に泣かされているのを見て、

心中は穏やかではなかったと思います。しかし、これを繰り返すと、四、五回目ぐらいには泣かなくなり、それからは自分でキーを押すようになりました。これには、お母さんもおじいさんもびっくりしていました。

「始めに泣いたのは、キーを押したら何が起きるか解らないので、怖かったからです。怖いから自分でキーを押せなかったんです。でも、キーを押すとビデオが再生されるだけだと解って、怖くなくなったから、自分で押せるようになったんです」と説明をしました。そして、「無理やりやらせても、怖いことは何も起きないということがわかれば、出来るようになります」と説明をしました。

そうこうしているうちにお昼になりました。そこで、お昼を食べさせることにしました。お母さんがG君を横抱きにして、泣いて暴れているG君の口に、スプーンで混ぜご飯を入れてもらいました。泣いていて口が開いているので、無理やり口を開けなくても、混ぜご飯を口へ入れることができました。しかし、はげしく暴れるので、二回に一回ぐらいは手や足で払いのけられて、混ぜご飯が飛び散りました。

私は、始めは手や足を押さえて手伝っていましたが、次からのことを考えて、途中からは手伝うのを止めました。お母さんがひとりで闘いました。一〇分ぐらいでしょうか。一〇回ほど食べさせて終わりにしました。すると、G君はお母さんに抱かれたまま眠りました。暴れた後に眠るのは、十分に暴れたという証しなので良い印です。十分に暴れたことで、それだけ恐怖（ストレス）が身体で発散されているからです。

「お母さんひとりでよく頑張りましたね」

と言うと、おじいさんが旅行に行ったときに、おなじようにやったということでした。しかし、あまりにも抵抗が激しかったので止めたそうです。そしてそろそろ、私が帰る時間になりました。

お母さんから、

「この後、どうすればいいでしょうか?」

と質問されました。それで、

「抵抗がなくなるまで、なるべくお母さんが食べさせて下さい。間をあけると長引きます」

と、話をしました。お母さんはうんざりした様子でした。それで、

「私の今までの経験では、三回ぐらいでなんとかなるはずです。でも、G君は、私が今まで恐怖症の治療をしてきた子どもよりも小さいので、はっきりは言えないけど、小さい子どもの方が早いので、もっと早いかもしれないです」

と話をしました。

そして、「つみきの会」に入って、行動療法を学んで、家で行動療法をやるようにというアドバイスをして帰りました。二日後にメールが来ました。

私が帰ったあと、おじいさんがまたやろうと提案したそうです。「自閉症の子どもは強制した大人を恨まない」という、私の言葉で勇気を得たそうです。最初の抵抗は激しかったそうですが、途中から噛んでいるうちに動かなくなってきて、そして、次の瞬間、急に口を開けてくれたそうです。その

時の写真と、翌日の夜の写真が添付されていました。翌日の夜は、ニコニコして、お母さんから食べさせてもらっていました。自分で椅子を引いてお母さんに近づいたそうです。お母さんから食べさせてもらえるようになって喜んでいました。

夜のお風呂では、長らく中断していた遊びが復活して、笑い声が戻ってきたそうです。そして、それまでは暴れて大変だった歯磨きも、おとなしくさせてもらうようになったということでした。そして四日後にまたメールがきました。

昨日はパンを食べた。クッキーを見つけたら、嬉しそうに自分でつまんで食べた。階段を降りられるようになった。公園の遊具のポニーに乗れるようになった。おじいちゃんに手を持たせながら、自分でスプーンを持って食べた。お鍋のふたを見つけても回さなくなったということでした。そして、「おじいちゃんも私も、今日もまた何か素晴らしい変化を見せてくれるだろうと、毎日わくわくしています。」ということでした。恐怖症の治療を始めて四日で、生活全般に変化が現れていました。次は、三ヵ月後に来たメールの内容です。

・言葉のやりとりが出来るようになった
・朝起こそうとしたら、「ママ、バイバイ、ねんね」、と言って二度寝をしようとした
・自分で食べるようになった
・家でも外出先でも、トイレが使えるようになった

・友だちと遊べるところまではいっていませんが、友だちと手をつなげるようになった
・補助付きの自転車に乗るようになった

三ヵ月で、以前あった問題点のほとんどが解消しました。ストロー付きマグカップやスプーンを変えたらすごい抵抗があったそうですが、お母さんとおじいちゃんで克服させていました。お母さんもおじいちゃんも、恐怖症治療のベテランになっていました。

3 多動と自傷

①多動

東田直樹の『ぼくの世界』から引用します。この本は東田の最初の本です。

ようち園でも
先生の　言っていることが
わかってはいますが
そのとおりに　やることは　出来ません。
ほかの子のように
じっと　すわって　せきについていることすら

ぼくには　むずかしいのです。（p.11）

東田は、幼稚園に入りましたが、ほかの子のようにじっと座って席についていることすらできませんでした。「とてもこわくて　にげる場所を　ぼくはいつも　さがしていました。」（p.5）と書いています。自閉症の子どもの多動も恐怖から生まれています。本人は、ほかの子のように、じっとすわって席についていたいのです。しかし、こわくてじっとすわって席についていることができません。

H君は小学一年生でときどき来る子どもでした。言葉はまったくなく多動の子どもでした。ぜんまい仕掛けのネズミのおもちゃみたいに、じっとしていることがなく、あっちからこっちへとせわしなく動きまわっていました。顔はニコニコしていて、パニックもなく他害も自傷もなく、問題になるような行動はありませんでした。しかし、じっとしていないので教育的な働きかけはほとんどできませんでした。

設定保育の時間に、みんなで順番にトランポリンをしていたときのことです。H君は走り回ってトランポリンの近くにも行くので、職員が「危ないからトランポリンのそばに来ないの！」と注意しました。注意したからには、注意に従わせて勝って終わる必要があります。そこで私が、H君が走り回らないようにつかまえました。そして、私のあぐらの上に乗せて抱こうとしました。

しかし、H君はすぐに私のあぐらの上から逃げました。でも、小学一年生で小さい子どもだったので、あぐらの上には引き戻せませんでしたが、足やズボンをつかんだりして、逃がしませんでした。

H君のトランポリンの番がくるまで一〇分ほど、ずーっと、逃げようとして暴れていました。そして私も、ずーっと、逃げられないようにどこかをつかまえていました。対決するからには負けるわけにはいきません。「勝つ気がないなら始めない」という原則があるからです。

H君の番が来てトランポリンを飛び終わると、また抱いてあぐらの上に乗せて抱こうとしました。しかしすぐに、私のあぐらの上から逃げて、今度も、ずーっと、逃げようとして暴れていました。そして私も、ずーっと、逃げられないようにつかまえていました。

次の日も、また私がつかまえました。しかし、暴れ方が半分ぐらいになっていました。そして、半分ぐらいは私のあぐらの上に乗せて抱いていることができました。しばらく抱いていると、私のあぐらの上から逃げて、それを逃げられないようにつかまえて引き戻し、また抱いているということを繰り返していました。はじめの日は、私のあぐらの上に引き戻せなかったのですが、今度は、あぐらの上に引き戻せました。それだけ、逃げようとする力が弱くなっていました。

次の日も、私のあぐらの上に乗せて抱っこしました。今度は、ずーっと私のあぐらの上に座って抱っこされていました。両足を持って、「いーち、にー、さーん、しー……じゅうー」と、トランポリンを跳んでいる子どもに合わせて両足で叩いたり、足裏マッサージをしたりしました。両足を持っていれば逃げられません。それと、足裏マッサージが好きな子どもが多いのと、足裏マッサージをすると落ち着く子どもが多いからです。

次の日からは、みんなとおなじようにイスに座らせました。そして、H君が座っているイスの前に私があぐらをかいて座って、私のあぐらの上には違う子どもを乗せて、H君の両足を抱えて足裏マッサージをしたりして遊んでいました。

私が学会へ出席して学童保育所を休んだ次の日、職員が「H君がひとりで座っていた！」と報告してくれました。H君が自分でイスに座って自分の順番がくるのを座って待っていたというのです。

まったく同じことが、北畠道之の『心のパズルが解けた』に書いてありました。


暴れる子をアバレルナとはいわずに静かになるまでつかまえているとか、を指導する。私たちの診療システムにとっては、これらの要領のおかげで、多動性を静めるのは、いまややさしい問題になってきた。（p.118）

北畠は、アバレルナとはいわずに静かになるまでつかまえていると、多動が静まると書いています。H君の多動がおさまったのとまったく同じでした。しかしなぜ、H君の多動が治まったのでしょうか？

私は、多動を生みだしていた恐怖（ストレス）が、暴れることで発散されて多動がおさまったと解釈しています。したがって、暴れることが多動の治療になったことになります。そして、アバレルナとは言わずにつかまえているというのが大事だということになります。

また、つかまえているからこそ、逃げようとして暴れることができます。ですから、多動を治療するには、「つかまえていること」と、つかまえられているので「逃げようとして暴れること」、この二つが必要ということになります。

②自傷

自閉症の行動療法には、「好ましくない行動は無視をする」という理論があります。好ましくない行動になんらかの関わりをもつと、好ましくない行動に注目という賞を与えることになるので好ましくない行動が増えるという解釈です。確かに、注目を集めるためにわざと好ましくない行動をするケースもあります。そのようなケースでは無視をすることが有効な時もあります。この解釈を自傷に当てはめると、自傷も好ましくない行動なので、自傷を無視することになります。

しかし、女の子の髪の毛を引っ張るA君を、出した手を止めてほめることで、短期間にやめさせることができました。園庭でオシッコをする子どもたちを、トイレに連れていくことで、短期間にやめさせることができました。多動のH君をつかまえていることで多動がおさまりました。私は好ましくない行動を止めました。また、好ましい行動をさせました。

どなたが書いた本だったのか覚えていないのですが、自傷があった息子さんのことが書いてありました。始めに入った幼稚園は、しばらくすると、とても無理だと退園させられてしまいました。しかし、次に入った幼稚園では、自傷を止めてもらって、それで自傷が治ったということが書いてありました。東田（2007）も、他害や自傷といった好ましくない行動は止めて下さいと書いています。

Ｊ君は小学校二年生で言葉はまったく無い子どもでした。特別支援学校から障害児専門の学童保育所に来ていました。パニックになるとおでこを壁や柱や床にぶつけます。おでこには自傷のタコができていました。

学童保育所の職員は、Ｊ君をなるべく刺激しないようにして、自由にさせていました。ある日、隣の子のおやつを取ろうとしたのを、その日、たまたま手伝いに来ていたいつもとは違う職員に注意されました。するとすぐに、Ｊ君はイスから降りて床におでこをぶつけ始めました。私は目の前でやっている自傷を見過ごすわけにはいきませんでした。

私はすぐにＪ君を後ろから抱き止めました。そして、「怖くてもだいじょうぶ！」と声をかけました。Ｊ君は暴れました。しかし、そのまま抱き止めていると、しばらくして暴れなくなり、体から力が抜けておとなしくなりました。そこで私も抱き止めている手の力を抜きました。するとＪ君は、私の手を上から押さえました。それを、「強く抱いていて欲しい」というメッセージだと受けとりました。それでまた、強く抱きしめました。

このことがあってから、Ｊ君の自傷を抱き止めることにしました。自傷をやりたくてやっている子どもはいないはずです。二回目に抱き止めたときはもっと激しく暴れました。抱き止めている私の腕を噛もうとしたり、頭を振って頭突きをしようとしたりしました。それで、腕は噛まれないように、Ｊ君の口が届かないところで、Ｊ君の両手を抑えて身体を抱きしめました。頭は頭突きをされないように、Ｊ君の肩に頭を乗せて頭と頭をくっつけました。そうやって、激しく暴れても抱き止めつづけました。J君は一〇分ほど暴れたでしょうか。最後、静かになったときは、力が抜けてお風呂上りのようにゆったりとしていて、気持ち良さそうに私に抱かれていました。その日の夕方、お母さんが迎えに来ると、お母さんにおんぶされて帰りました。それまで見たことのない光景でした。

三回目はもっと激しく暴れました。身体を弓なりにそらしたりもしました。前回、あれだけ暴れて落ち着いて終わったので、かなり良くなっていると推測していました。なので、この暴れ方は意外でした。多動のH君は暴れ方がどんどん軽減していったのに、逆に暴れ方が激しくなっていました。やはり、一〇分ぐらいは暴れたでしょうか。そしてまた、暴れたあとはゆったりと私に抱かれていました。

四回目も激しく暴れました。やはり、一〇分ぐらいは暴れました。暴れているのですが、抱き止められていることを嫌がって暴れているという暴れ方ではありませんでした。恐怖が身体に表現されて発散されていると解釈しています。そしてまた、暴れたあとは、気持ち良さそうに静かに私に抱かれていました。私も静かに抱いていました。

そして次に、自傷をするようなケースがあったのですが、私の顔を見て、自傷はしませんでした。それで、「がまんできたね！」とほめました。J君は、職員の指示に従えるようになり、みんなと一緒に活動ができるようになっていました。

多動の子どもは、抱き止められていることから逃げようとして暴れます。そして、逃げられないようにつかまえているだけで、いっぱい暴れて、逃げなくなり、抱かれていられるようになって多動がおさまりました。ところが、自傷の子どもは、抱き止められていることから、逃げようとはしません。抱き止められていることを望んでいるかのように、抱き止められている状態で暴れます。不思議です。

五　大人の自閉症者

ここまで、自閉症にともなう恐怖症の治療を書いてきましたが、その対象は、おもに小学校三年生ぐらいまでの小さい子どもでした。恐怖症の治療は、小学校三年生ぐらいまでの小さい子どもであれば、抱き止めたり強制してやらせたりという方法を使うことで恐怖の対象に直面させることができるので、それほど難しくはありません。また、子どもが小さいほど恐怖症の治療が早く終わります。

逆に、子どもが大きくなるほど恐怖症の治療に時間がかかるようになります。また、抱き止めたり強制したりという方法が使えなくなるので、恐怖症の治療は難しくなります（ただし、人数をかければ行うことができます）。そして、大人の重度の自閉症者の場合は、恐怖症が慢性化し重度になっているので、治療はもっと難しくなるはずです。

自閉症そのものは、人という種とは異質であるというだけで、けっして障害ではありません。その異質さが、かえって貴重な個性になることもあります。しかし、刷り込みの障害にともなう恐怖症は、定型者でも恐怖症が障害になるように、治療されないで放置されていると障害になります。

定型者でも重度の恐怖症は重度の障害になります。したがって、大人の重度の自閉症とは重度の恐怖症だと言っても過言ではありません。大人の重度の自閉症の重度の恐怖症をどのようにすれば治療できるのか、それが問題です。

ある程度は、適した薬が見つかる可能性があります。テンプル・グランディンは適した薬が見つかり、現在も薬を飲んでいます。ドナ・ウィリアムズも薬を飲むようになって、『毎日が天国』という本を書いています。二人とも、薬を飲むようになって恐怖感が和らぎ、体調不良も治っています。ただしテンプルは、自閉症の薬物治療には注意が必要だと書いています。『自閉症の才能開発』から引用します。

今日、自閉症にとって大きな助けになる、たくさんの新しい薬物治療がある。こうした薬物は思春期後に起こる問題に特に効果がある。不運なことは、医療関係者が適量を処方できないことである。(p.158)

自閉症者の中にはあまりにも多くの強い薬物を与えられたあげく、薬の拘束衣で身動きできない人たちがいる。本当に効果のある薬物はわずかな量で十分であり、目に見えるような効果がちゃんとある。もし、それであまり効果がなかったら、その薬は使う価値がないのではないだろうか。(p.159)

ボストンの自閉症専門家ポール・ハーディー博士と、ハーヴァード大学医学部のジョン・レィティー博士は、自閉症者には非自閉症者よりも少ない量の抗うつ剤でよいと言っている。少量で効果が上がるので、〝処方手引き書〟どおりの量は、多くの自閉症者にとっては多すぎる。その手引き書どおりの量が必要な者もいるが、おおむねその四分の一か三分の一ですむ。多すぎると、いらいらや不眠や攻撃的行動や興奮を招く。(p.160)

テンプルは、「不運なことは、医療関係者が適量を処方できないことである」と書いています。そして、わずかな量で十分であると書いています。

私は、大人の重度の自閉症の重度の恐怖症の治療をしたことはありません。大人の重度の自閉症の重度の恐怖症の治療は難しいはずです。しかし、強迫性障害やパニック障害の本に出てくるのはほとんどが大人です。そして、薬と行動療法を併用することで、重度の強迫性障害やパニック障害にもそれなりの効果があがっています。したがって、大人の重度の自閉症の重度の恐怖症も、薬と行動療法を併用し、スモールステップで時間をかけていけば治療の効果があるのではないかと推測しています。

六　最後に

自閉症の原因は刷り込みの障害です。そして、自閉症は刷り込みの障害にともなう恐怖を抱えています。しかし、自閉症の子どもであれば恐怖症の治療はそれほど難しくはありません。恐怖症の治療をしていけば情緒が安定します。定型者よりも情緒が安定する可能性さえあります。情緒が安定すれば、社会に適応できるようになり、自閉症は障害ではなくなり個性になります。そして、次の三つが個性として残ります。

1　認知の違い

絵で考えるというテンプル・グランディンのように、自閉症の人の認知は定型の人の認知とは異なります。私たちの認知は、すべての認知がネットワークでつながり合っているアナログ認知です。それに対して、自閉症の人の認知は、単独で分布しているデジタル認知です。

自閉症の子どもは、「花壇に水を撒くように」と言われると、雨が降っても水を撒いたりします。水を撒くのは、花が枯れないようにという理由とつながっていないからです。ですから、花壇に水を撒く理由を説明する必要があります。そうすれば、花壇に水を撒くこととその理由がつながります。

しかし、家畜施設の設計者であるテンプルのように、絵で考えるという認知の仕方が、かえって役に立つ職業があります。また、絶対音感があって音楽の才能に恵まれていたり、法則が好きで数学に強かったり、外国語を学ぶという語学の才能に恵まれていたり、記憶力が優れているので歴史や地理が得意だったりといった、認知の違いが個性として生かせる職業や職場があります。こういった適材適所にはまれば、個性として貴重な存在になる可能性さえあります。

ただし、認知の違いによるトラブルは避けられません。しかし、情緒が安定していれば、自閉症の本人も周りの人も、認知の違いが笑い話になったりして、個性として受け入れやすくなります。

2　共感の違い

自閉症の人には、相手の声の調子や顔の表情やしぐさから、相手の感情を読みとれないという、人という種にたいしての共感の障害があります。それで、人の感情を読みとるには、知識でおぎなっていく必要があります。しかし、動物にたいしての共感や、同じ自閉症の人にたいしての共感は、わたしたちよりも優れていることがあります。

情緒が安定していれば、場の空気にそぐわないといった言動を指摘されても、傷つきにくくなります。そして、指摘を受け入れやすくなり、知識として学習していくことができます。また、自閉症の人が傷つきにくくなれば、周りの人も対応に苦労しなくなり、教えやすくなります。そして、自閉症の人も周りの人も、違いを個性として受け入れやすくなります。

逆に、自閉症の人は、偉い人にも忖度しないなど、〝天然〟として貴重な存在になる可能性もあります。

3　恋愛感情がない

テンプルは、「私は恋に落ちたことがありません」と語っています。自閉症の人の中には、恋愛感情がない人がいます。しかし、恋愛感情がなければ愛がないのかといえば、そんなことはありません。

東田直樹が二冊目に書いた本は、『この星にすんでいる僕の仲間たちへ』というタイトルです。東田は、「僕たちは」という言葉をよく使います。自閉症の人たちの苦労に共感し、自閉症の人たちに仲間意識があります。テンプルも、自閉症の人たちのために、本を書いたり講演をおこなったりして尽くしています。また、家畜の恐怖や苦痛に共感し、家畜に恐怖や苦痛を与えないという動物愛護の精神にかなった施設の設計者として成功しています。

テンプルには、男女の恋愛という繁殖にかかわる愛はありません。そして、恋愛にともなうさいなまれるような嫉妬心もありません。しかし、同胞愛や動物愛といった広い愛があります。繁殖にかかわる愛には刷り込みが関わっていますが、同胞愛や動物愛といった広い愛には、刷り込みは関わっていないようです。そして、戦争を支持するようなこともないでしょう。これは、妻帯をしない聖職者の姿に近いものです。

自閉症の人は、恐怖が軽減して情緒が安定すれば、穏やかで満たされた人生を送れる可能性があります。最後に、アンの手紙をもう一度引用します。

私と同じ苦しみを持つ日本の子供たちへ、

皆様が私の物語を気に入って下さるとよいと思います。また、私の物語によって、皆様が私とおなじようにこの美しい世界を知りそして愛する助けとなることを希望します。

自閉症の人の世界が美しい世界になることを祈って、この本を終わります。

あとがき

私は、自閉症の研究を始める前は育児論を研究していました。そして、研究を発表する場として教育哲学会に所属し、毎年のように口頭発表をしていました。最後の教育哲学会での口頭発表は、二〇〇六年に東京大学で行われた大会で、『愛の起源』というタイトルです。「母親への信頼と愛は刷り込みで生まれる。その信頼と愛を育てることが大事だ」という発表をしました。これが、刷り込みを学会で発表した最初でした。

しかし、刷り込みを発表する場が間違っていました。そこで、教育哲学会を退会し、日本発達心理学会と日本自閉症スペクトラム学会に入会しました。それから十年ほど、日本発達心理学会では『自閉症の原因』といったタイトルでポスター発表を繰り返してきました。しかし、何百もあるポスター発表に埋もれて、私の話を聞いてくれる人はいつも、二、三人しかいませんでした。

日本自閉症スペクトラム学会では、二〇〇九年に福井県立大学でおこなわれた大会で、『自閉症の原因』というタイトルで口頭発表をおこないました。私が発表をした教室には一〇〇人近くの方がいました。しかしその後は、『自閉症の原因』という口頭発表の申し込みを拒否されました。エビデンスが示されていない発表は認めないという理由でした。そこで、「赤ちゃんが刷り込みをおこなっているというエビデンスを示している。赤ちゃんが刷り込みをおこなっているのであれば、お母さんの後を追わないといった自閉症の原因が刷り込みの障害であることはすぐに導き出せる当然の帰結である」と、エビデンスもあるし理論としても問題はないという抗議をしました。しかし、抗議は認められませんでした。結局、三回連続で私の口頭発表の申し込みは拒否されました。

そこで、教育哲学会でお世話になっていた千葉大学名誉教授の宇佐美寛先生に、口頭発表をする予定だった原稿を同封し、学会での発表を拒否されているという憤りの手紙を書きました。すると宇佐美先生から、学会を相手にするのではなく、本を書きなさいと勧められました。しかし、学会での口頭発表の時間は一五分で、原稿はたったの八ページでした。

八ページの原稿を一冊の本にするなど、到底無理に思えました。そこで、本を書くのは無理だと返事しました。すると宇佐美先生から、書いた原稿を見てあげると言われました。教育学者で作文指導の本も書いている宇佐美先生に原稿を見てもらえるのであれば、鬼に金棒です。このような経緯があって、本を書くことになりました。

宇佐美先生の勧めがなければ、この本を書くことはありませんでした。学会との、不毛な、そして悲しむべき闘いをまだ続けていたでしょう。宇佐美先生に感謝します。また、私の原稿を認めてくれて出版を快諾してくれた花伝社の平田勝社長に感謝します。

白石　勧

二〇一八年三月

参考文献

アクセル・ブラウンズ（2005）『鮮やかな影とコウモリ』（浅井晶子訳）インデックス出版
アリソン・ゴプニック&アンドルー・N・メルツォフ（2003）『0歳児の「脳力」はここまで伸びる』（峯浦厚子訳）PHP研究所
アルフレッド・ブローネ&フランソワーズ・ブローネ（1993）『自閉症の表現』（布施佳宏・吉田廣訳）二瓶社
安藤春彦、山崎晃資、白橋宏一郎、猪俣丈二（1983）『自閉症児への架橋』医学書院
バーナード・リムランド（1980）『小児自閉症』（熊代永訳）海鳴社
ベルトラン・ジョルダン（2013）『自閉症遺伝子』（林昌宏訳）中央公論新社
ボウルビィ（1995）『母子関係の理論　Ⅱ分離不安』（黒田実郎訳）岩崎学術出版社
ブラゼルトン（1982）『親と子のきずな――アタッチメントを育てるとは』（小林登訳）医歯薬出版
デボラ・ブラム（2014）『愛を科学で測った男』（藤澤隆史・藤澤玲子訳）白楊社
ドナ・ウィリアムズ（1993）『自閉症だったわたしへ』（河野万里子訳）新潮社
――（1996）『こころという名の贈り物』（河野万里子訳）新潮社
E・H・エリクソン（1977）『幼児期と社会』（仁科弥生訳）みすず書房
フランシス・ハッペ（1994）『自閉症の心の世界』（石坂好樹・その他訳）星和書店
グッドウィン・D・W（1988）『恐怖症の事実』（太田保之・国島乙二・林田健太郎訳）星和書店

藤家寛子（2004）『他の誰かになりたかった』花風社
グニラ・ガーランド（2000）『ずっと「普通」になりたかった』（ニキ・リンコ訳）花風社
H・アスペルガー（1973）『治療教育学』（平井信義訳）黎明書房
ハリー・ハーロー&クララ・メアーズ（1985）『ヒューマン・モデル――サルの学習と愛情』（梶田正巳訳）黎明書房
東田直樹（2004）『ぼくの世界』エスコアール
――――（2005）『この星にすんでいる僕の仲間たちへ』エスコアール
――――（2007）『自閉症の僕が跳びはねる理由』エスコアール
――――（2010）『続・自閉症の僕が跳びはねる理由』エスコアール
堀内勁（1999）『サイレントベイビーからの警告』徳間書店
イアン・B・アシュトン（1990）『自閉症児――ドゥースクロフト校の試み』（浜谷喜美子訳）三一書房
糸賀一雄（1965）『この子らを世の光に』柏樹社
伊藤則博（2008）『自閉症問題の今昔』札幌学院大学心理臨床センター紀要第8号
泉流星（2003）『地球生まれの異星人』花風社
――――（2005）『僕の妻はエイリアン』新潮社
ジェリー・ニューポート&メアリー・ニューポート&ジョニー・ドット（2007）『モーツァルトとクジラ』（八坂ありさ訳）日本放送出版協会
J・S・マーチ&K・ミュール（2008）『認知行動療法による子どもの強迫性障害治療プログラム』（原井宏明、岡島美代訳）岩崎学術出版社
ジャック・ホッジス手記&J・コープランド著述（1977）『愛の奇跡（改訂版）』（高木誠一郎訳）篠崎書林

亀井一成（1985）『なくなキリンの六と甲』ポプラ社
――――（1992）『カバの茶目子のおねがい』ポプラ社
北畠道之（1993）『心のパズルが解けた』朝日新聞
小林登（1993）『こどもは未来である』岩波書店
小西行郎（2003）『知っておきたい子育てのウソ・ホント50』海竜社
小道モコ（2009）『あたし研究』クリエイツかもがわ
コンラート・ローレンツ（1985）『人間性の解体』（谷口茂訳）思索社
――――（1996）『ハイイロガンの動物行動学』（大川けい子訳）平凡社
――――（1997）『動物行動学上』『動物行動学下』（丘直道・日高敏隆訳）ちくま学芸文庫
キャサリン・モーリス（1994）『わが子よ、声を聞かせて』（山村宜子訳）日本放送出版協会
ローナ・ウィング（1998）『自閉症スプクトル』（久保紘章・清水康夫・佐々木正美訳）東京書籍
リー・ベアー（2000）『強迫性障害からの脱出』（越野好文・中谷英夫・五十嵐透子訳）晶文社
レオ・カナー（1978）『幼児自閉症の研究』（十亀史郎・岩本憲・斎藤聡明訳）黎明書房
ルネ・スピッツ（1965）『母‐子関係の成り立ち』（古賀行義訳）同文書院
マーガレット・リッブル（1975）『乳児の精神衛生』（津守真・野田雅子訳）法政大学出版局
増井光子（1978）『動物の親は子をどう育てるか』どうぶつ社
ミシェル・オダン（1991）『バース・リボーン』（佐藤由美子・きくちさかえ訳）現代書館
三宅廉、黒丸正四郎（1971）『新生児（NHKブックス）』NHK出版
ニスベット（1977）『コンラート・ローレンツ』（木村武二訳）東京図書

大野明子（1999）『分娩台よ、さようなら』メディカ出版
奥田健二、小林重雄（2009）『自閉症児のための明るい療育相談室』学苑社
小澤勲（2007）『自閉症とは何か』洋泉社
ラッセル・マーティン（2001）『自閉症児イアンの物語』（吉田利子訳）草思社
ヌアラ・ガードナー（2008）『ありがとう、ヘンリー』（入江真佐子訳）早川書房
オリヴァー・サックス（1997）『火星の人類学者』（吉田利子訳）早川書房
フィリップ・ロシャ（2004）『乳児の世界』（板倉昭二・開一夫監訳）ミネルヴァ書房
サイ・モンゴメリー（2015）『テンプル・グランディン　自閉症と生きる』（杉本詠美訳）汐文社
佐瀬稔（1990）『うちの子がなぜ』草思社
シーラ・リッチマン（2003）『自閉症へのＡＢＡ入門』（井上雅彦・奥田健次監訳）東京書籍
杉山登志郎（2000）『発達障害の豊かな世界』日本評論社
スラッキン（1977）『刻印づけと初期学習』川島書店
曽野綾子（2012）『曽野綾子自伝：この世に恋して』ワック
高田博行（1991）『障害児の問題行動』二瓶社
篁一誠（2009）『自閉症の人の人間力を育てる』ぶどう社
玉井収介（1983）『自閉症』講談社
テンプル・グランディン&マーガレットＭ・スカリアーノ（1994）『我、自閉症に生まれて』（カニンガム久子訳）学習研究社
テンプル・グランディン（1997）『自閉症の才能開発』（カニンガム久子訳）学習研究社

――――（2010）『自閉症感覚』（中尾ゆかり訳）ＮＨＫ出版
トーマス・Ａ・マッキーン（2003）『ぼくとクマと自閉症の仲間たち』（ニキ・リンコ訳）花風社
ティンバーゲン（1976）『自閉症・文明社会への動物行動学的アプローチ』（田口恒夫訳）新書館
――――（2000）『動物のことば』（渡邉宗孝訳）みすず書房
ウタ・フリス編著（1996）『自閉症とアスペルガー症候群』（冨田真紀訳）東京書籍
ウェンディ・ローソン（1998）『私の障害、私の個性。』（ニキ・リンコ訳）花風社
内海健（2015）『自閉症スペクトラムの精神病理』医学書院
ヴァスデヴィ・レディ（2015）『驚くべき乳幼児の世界』（佐伯胖訳）ミネルヴァ書房
山内逸郎（1992）『未熟児』岩波書店
柳澤慧（1990）『いま赤ちゃんが危ない』フォー・ユー
吉濱ツトム（2015）『アスペルガーとして楽しく生きる』風雲舎
吉村正（2008）『「幸せなお産」が日本を変える』講談社
――――（2010）『いのちのために、いのちをかけよ』地湧社

白石 勧（しらいし・すすむ）
1949年、神奈川県藤沢市生まれ。長崎県立大村高等学校卒業。1971年、国際基督教大学入学。翌年長女が生まれ、すぐに母親が乳腺炎で入院し１人で赤ん坊を育てた経験から育児論の研究を始める。同大学を中退後、パン職人や印刷工をしながら育児論の研究を進める。
1986年、『精神構造論仮説と育児論』を自費出版、2001年、『精神構造論仮説と育児論』の改訂版を朗文堂より出版。2003年から自閉症の研究を始める。2008年より、小学校で特別教育支援員および学童保育所障害児加配。

自閉症と刷り込み——こうすれば自閉症は防げる

2018年４月８日　初版第１刷発行

著者 ——白石　勧
発行者 —平田　勝
発行 ——花伝社
発売 ——共栄書房
〒101-0065　東京都千代田区西神田2-5-11出版輸送ビル2F
電話　03-3263-3813
FAX　03-3239-8272
E-mail　info@kadensha.net
URL　http://www.kadensha.net
振替 ——00140-6-59661
装幀 ——三田村邦亮
印刷・製本—中央精版印刷株式会社

ISBN978-4-7634-0851-8 C0011